DIETA CHETOGENICA SENZA STRESS

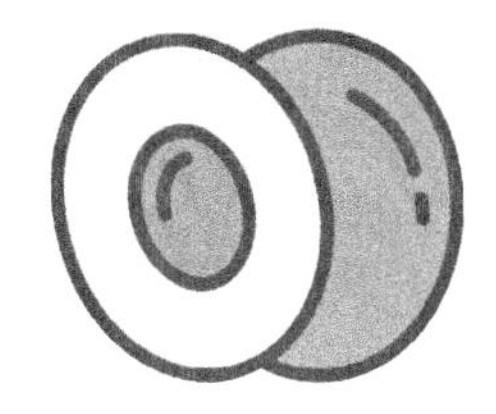

Emma Reyes

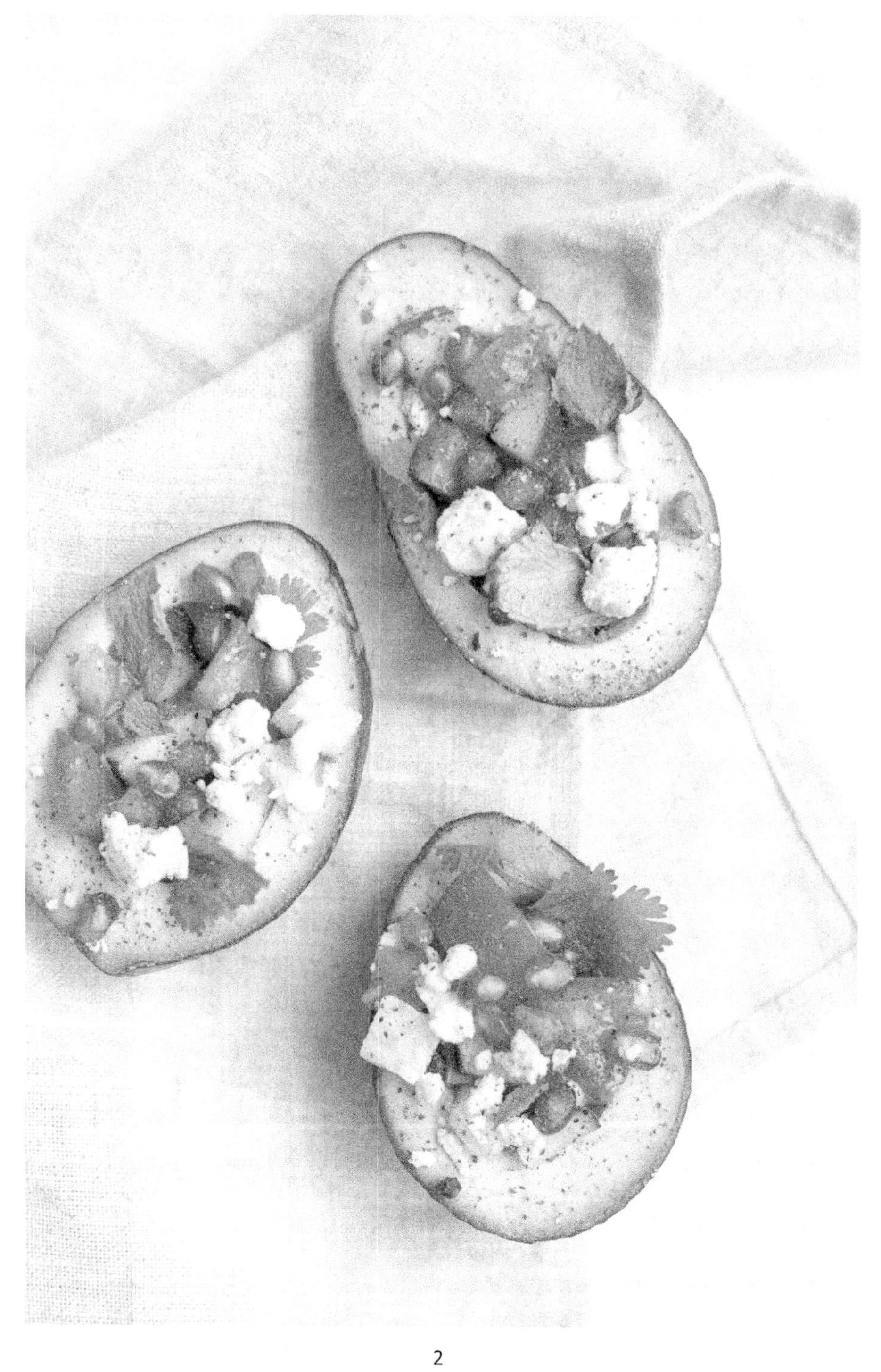

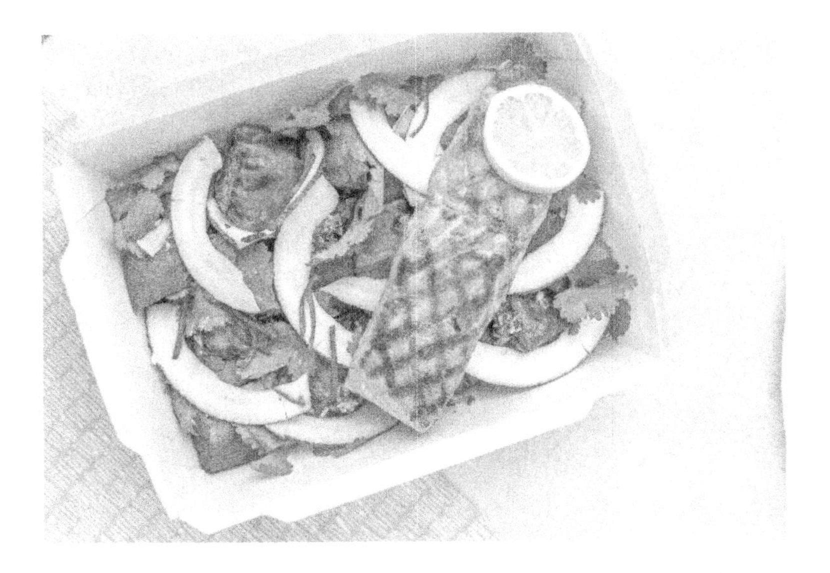

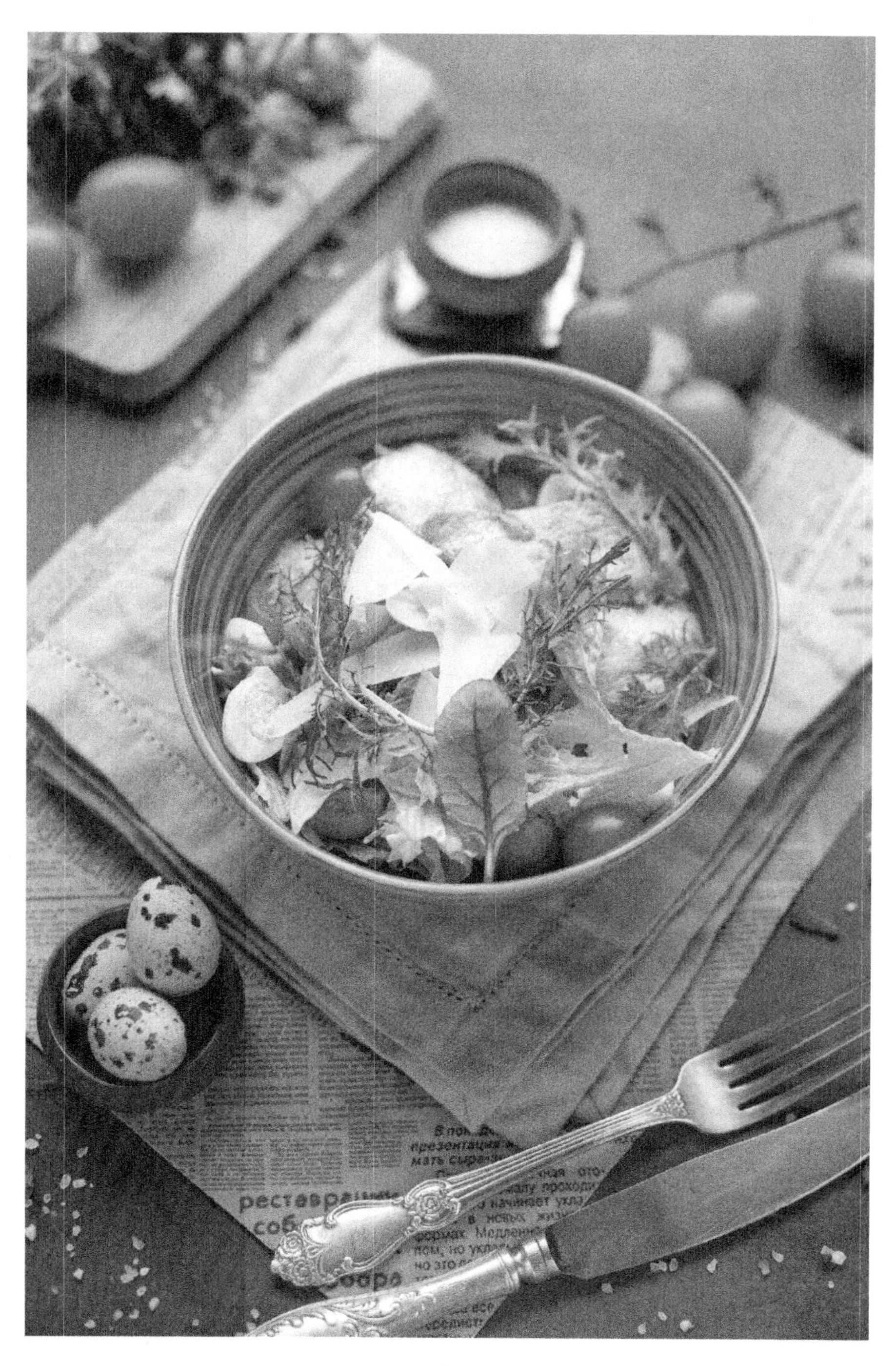

Indice

CAPITOLO 1

Dieta Cheto (per pigri)

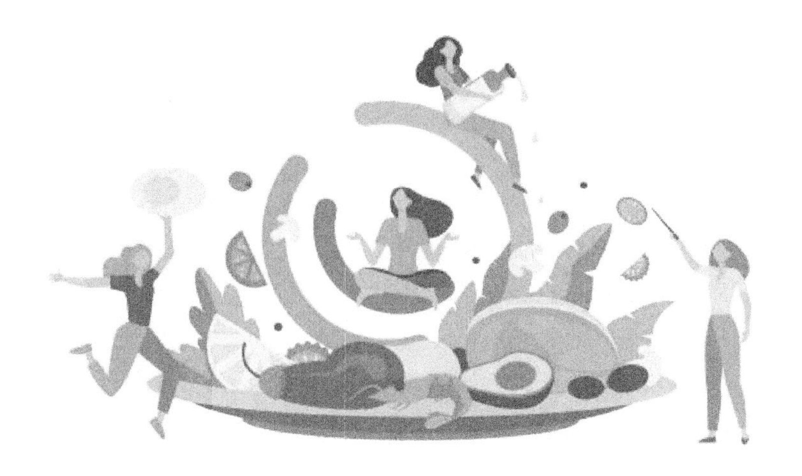

Avrete senza dubbio sentito parlare della dieta chetogenica, ma sapevate che c'è più di un modo per seguirla? Sì, i principi della dieta potrebbero essere gli stessi - basso contenuto di carboidrati, alto contenuto di grassi - ma ci sono alcune varianti che si sono dimostrate più efficaci sul lungo termine, prima tra tutte, quella chiamata "Lazy Keto".

Uno dei principali aspetti negativi della popolare dieta chetogenica è il tempo e il lavoro di preparazione che richiede. Se hai voluto provarla ma ti sei sentita sopraffatta da tutto il monitoraggio delle macro, questa nuova variante potrebbe fare al caso tuo. Se sei interessata a provare questo nuovo approccio, o sei semplicemente incuriosita dai principi fondamentali, prosegui con la lettura. In questo capitolo introduttivo, abbiamo consultato esperti di salute e ricercatori per ottenere tutte le informazioni di cui hai bisogno per decidere se la Lazy Keto è ciò che fa per te.

Cos'è la Lazy Keto?

La dieta lazy keto è esattamente quello che può sembrare: una versione più rilassata della popolare dieta chetogenica. La versione tradizionale della dieta a basso contenuto di carboidrati e alto contenuto di grassi, prevede infatti che solo il 5-10% dei macronutrienti totali provenga dai carboidrati, il 15-20% dalle proteine e il 60-75% dai grassi. L'obbiettivo è portare il nostro corpo in chetosi, uno stato metabolico che consuma il grasso invece del glucosio (carboidrati) per produrre energia. Per entrare in chetosi, bisogna assumere meno di 50 grammi di carboidrati al giorno per alcuni giorni, mantenendo una dieta ricca di grassi. Questo comporta un'attenzione meticolosa al conteggio dei nutrienti, che alla lunga può rivelarsi una delle cause principali di ritorno alle vecchie abitudini.

La dieta lazy keto semplifica l'approccio tradizionale, concentrandosi esclusivamente sul conteggio dei grammi di carboidrati netti invece di tracciare anche i grammi di proteine, grassi e calorie. Come per la dieta chetogenica, l'obiettivo della lazy keto è quello di limitare l'assunzione di carboidrati netti tra 20 e 50 grammi al giorno.

Come fare la Lazy Keto?

Il modo migliore per fare la lazy keto è quello di scaricare un'applicazione di macro-tracking, come MyFitnessPal, e tenere traccia dei carboidrati, lasciando perdere i grassi, le proteine o le calorie. Tuttavia, se ti stai attenendo alla fascia dei 20-50 grammi di carboidrati al giorno, potresti facilmente tracciarli a mente o anche su carta, se lo desideri.

La famosa Susan Wolver, dottoressa di medicina alla Virginia Commonwealth University, certificata in materia di obesità, raccomanda la versione "pigra" della dieta keto a tutti i suoi pazienti con problemi di peso. In ultima istanza, il miglior piano alimentare è un piano che sei in grado di rispettare. Come tale, la dieta chetogenica tradizionale comporta un sacco di lavoro che probabilmente non è necessario. La Lazy Keto si basa sul semplice presupposto che se stai assumendo un basso introito di carboidrati, è molto probabile che tu sia in chetosi.

Seguire la Lazy Keto significa meno cose da tenere sotto controllo e meno restrizioni. Può essere una buona soluzione se desideri mantenere bassi i carboidrati, ma stai cercando qualcosa un po' più flessibile e sostenibile sul lungo periodo.

Principali Benefici

- Perdita di peso (se ci si attiene a mangiare meno di 50g di carboidrati al giorno).
- Non c'è bisogno di contare le calorie.
- Meno restrizioni alimentari.
- Più conveniente in termini di budget.
- Più conveniente per stili di vita occupati e frenetici.
- Un approccio più facile alla perdita di peso se non ti piace pianificare o cucinare i pasti.
- Può essere più sostenibile per alcune persone perché è più facile e meno restrittivo.

Cos'è la dieta dirty keto?

La dirty keto è un'altra versione della dieta chetogenica che prevede il consumo di alcuni alimenti che non sono necessariamente considerati "sani", purché ci si attenga alla corretta ripartizione dei macronutrienti. Questo significa che finché si ottiene il 70% delle calorie dai grassi, il 25% dalle proteine e il 5% dai carboidrati, poco importa da dove provengano questi macronutrienti. Questa versione della dieta ti dà praticamente il permesso di mangiare cibo spazzatura, purché sia a basso contenuto di carboidrati.

C'è un grosso problema con la dieta keto dirty. Mentre alimenti come salsiccia, pancetta e altri cibi fritti vanno bene una volta ogni tanto, il consumo quotidiano e a lungo termine di questi cibi può portare all'infiammazione. Molte persone possono anche accusare disturbi digestivi dopo aver mangiato questi cibi, il che può rendere questa dieta non sostenibile a lungo termine. Ti mancheranno anche importanti vitamine e minerali che otterresti da una dieta lazy keto, dove mangeresti verdure a foglia scura e grassi sani. Mentre si può perdere peso con la dirty keto limitando semplicemente l'assunzione di carboidrati, molto probabilmente non sperimenterete alcuni degli altri benefici che la lazy keto ha da offrire come una migliore salute della pelle, un sonno migliore e una riduzione delle voglie di zucchero.

Mentre la versione dirty può essere attraente a causa della convenienza, probabilmente non è una dieta che si vorrebbe seguire a lungo termine, perché può comportare alcuni rischi per la salute.

CAPITOLO 2

La Chetosi

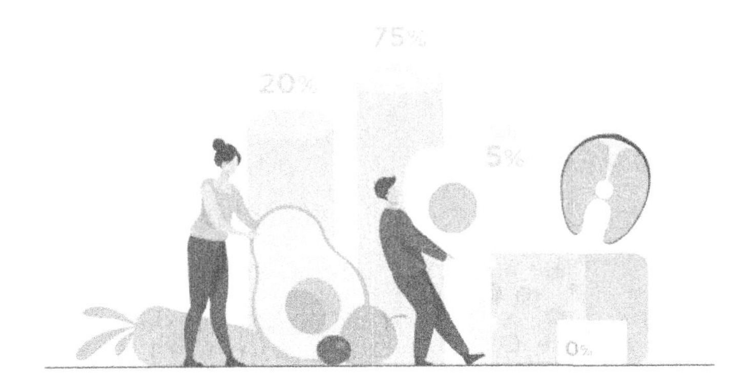

La chetosi è diventata un argomento estremamente popolare di recente, e ha ricevuto la sua parte di elogi e critiche. È benefico o dannoso essere in chetosi? E se è benefico, tutti dovrebbero farlo?

Questo capitolo fornisce tutte le informazioni necessarie sulla chetosi, compresi i suoi benefici, i potenziali rischi e i consigli per entrare e rimanere in chetosi con efficacia. Buona lettura.

Cos'è la chetosi?

La chetosi è uno stato metabolico in cui il tuo corpo usa il grasso e i chetoni piuttosto che il glucosio (zucchero) come principale fonte di carburante.
Il glucosio viene immagazzinato nel fegato e rilasciato quando è necessario per l'energia. Tuttavia, quando l'assunzione di carboidrati è ridotta al minimo per uno o due giorni, le riserve di glucosio si esauriscono. Il fegato può produrre un po' di glucosio dagli aminoacidi delle proteine che mangi attraverso un processo noto come gluconeogenesi, tuttavia non abbastanza per soddisfare tutte le esigenze del tuo cervello, che richiede una fornitura costante di carburante. Fortunatamente, la chetosi può fornire a te, e soprattutto al tuo cervello, una fonte alternativa di energia.

In chetosi, il tuo corpo produce chetoni a un ritmo accelerato. I chetoni, o corpi chetonici, sono prodotti dal fegato attraverso il grasso ingerito e il tuo stesso grasso corporeo. I tre corpi chetonici sono il beta-idrossibutirrato (BHB), l'acetoacetato e l'acetone (anche se l'acetone è tecnicamente un prodotto di degradazione dell'acetoacetato). Il tuo fegato produce regolarmente chetoni anche quando segui una dieta ad alto contenuto di carboidrati. Questo avviene principalmente durante la notte, ma solo in piccole quantità. Tuttavia, quando i livelli di glucosio e insulina diminuiscono, come in una dieta a basso contenuto di carboidrati, il fegato intensifica la produzione di chetoni per fornire energia al cervello.

Una volta che il livello di chetoni nel sangue raggiunge una certa soglia, si è considerati in chetosi nutrizionale. Anche la dieta del digiuno intermittente vi permetterà di raggiungere la chetosi, tuttavia una dieta lazy keto è molto più sostenibile per lunghi periodi di tempo. In sostanza, è un modo sano e intelligente di mangiare che puoi potenzialmente seguire a tempo indefinito.

HAI BISOGNO DI CARBOIDRATI?

C'è una falsa credenza diffusa secondo la quale i carboidrati sarebbero necessari per il corretto funzionamento del cervello. In effetti, se chiedete ad alcuni dietologi quanti carboidrati dovreste assumere, probabilmente vi risponderanno che avete bisogno di un minimo di 130 grammi al giorno per garantire al vostro cervello una fornitura costante di glucosio.

Tuttavia, non è così. Il tuo cervello rimarrà sano e funzionale anche se non assumi alcun carboidrato.

Nonostante sia vero che il tuo cervello ha elevate esigenze energetiche e richieda un certo quantitativo di glucosio, quando sei in chetosi, i chetoni forniscono carburante in abbondanza. Fortunatamente, il tuo fegato produrrà sempre la quantità di glucosio di cui il tuo cervello ha bisogno, anche in condizioni di completa assenza di cibo.

Questo sistema permetteva ai nostri antenati cacciatori-raccoglitori di rimanere per lunghi periodi senza mangiare poiché avevano accesso a una fonte di carburante in ogni momento: il grasso corporeo immagazzinato.

Essere in chetosi non ha effetti negativi sulle funzioni cerebrali. Al contrario, la maggior parte delle persone riferiscono di sentirsi mentalmente più lucide e piene di energia quando sono in chetosi.

Benefici della chetosi

Oltre a fornire una fonte di energia sostenibile, i chetoni - e in particolare il BHB - possono aiutare a ridurre l'infiammazione e lo stress ossidativo, che si ritiene abbiano un ruolo significativo nello sviluppo di numerose malattie a carattere cronico. Esistono infatti diversi benefici accertati dell'essere in chetosi nutrizionale:

Regolazione dell'appetito: Una delle prime cose che le persone spesso notano quando sono in chetosi è che non hanno più fame. Infatti, la ricerca ha dimostrato che essere in chetosi riduce l'appetito. Gli studi mostrano anche una diminuzione della grelina, il cosiddetto "ormone della fame".

Perdita di peso: Molte persone consumano automaticamente meno cibo quando limitano l'assunzione di carboidrati. Poiché la lazy keto riduce l'appetito, diminuisce i livelli di insulina e aumenta la combustione dei grassi, non è da stupirsi che abbia superato le altre diete.

Inversione del diabete e del prediabete: Nelle persone con diabete di tipo 2 o prediabete, essere in chetosi può aiutare a normalizzare la glicemia e la risposta insulinica, portando potenzialmente alla sospensione dei farmaci per il diabete.

Prestazioni atletiche potenzialmente migliorate: La chetosi può fornire un rifornimento di carburante estremamente duraturo durante l'esercizio sostenuto sia negli atleti di alto livello che in quelli amatoriali.

Gestione delle convulsioni epilettiche: Mantenere lo stato di chetosi con la dieta lazy keto si è dimostrato efficace per il controllo dell'epilessia sia nei bambini che negli adulti che non rispondono ai farmaci anti-epilettici.
Alcune interessanti ricerche, ancora non terminate, suggeriscono come la chetosi possa essere benefica per molte altre condizioni. Tra queste: ridurre la frequenza e l'intensità dell'emicrania, invertire la PCOS (Sindrome dell'Ovaio Policistico), attenuare gli effetti dannosi delle terapie convenzionali contro il cancro al cervello e rallentare la progressione del morbo di Alzheimer, migliorando la longevità e la qualità di vita dei malati. Anche se è necessaria una ricerca più approfondita per confermare questi benefici, molti dei

risultati scaturiti dalle prime ricerche sono davvero incoraggianti.

CHETOSI NUTRIZIONALE VS. CHETOACIDOSI

La chetosi nutrizionale e la chetoacidosi diabetica sono condizioni completamente diverse. Mentre la chetosi nutrizionale è sicura e benefica per la salute, la chetoacidosi è un'emergenza medica. Purtroppo, molti operatori sanitari non conoscono la distinzione tra i due.

La chetoacidosi si verifica principalmente nelle persone con diabete di tipo 1 se non prendono l'insulina. Nella chetoacidosi diabetica (DKA), lo zucchero nel sangue e i chetoni salgono a livelli pericolosi, il che altera il delicato equilibrio acido-basico del sangue.

Nella chetosi nutrizionale, i livelli di BHB rimangono tipicamente sotto i 5 mmol/L. Tuttavia, le persone in chetoacidosi diabetica hanno spesso livelli di BHB di 10 mmol/L o superiori, il che è direttamente collegato alla loro incapacità di produrre insulina. Altre persone che possono potenzialmente andare in chetoacidosi sono quelle con diabete di tipo 2 che assumono farmaci noti come inibitori SGLT2, come Invokana, Farxiga o Jardiance.

Inoltre, in rari casi, le donne che non hanno il diabete possono sviluppare la chetoacidosi durante l'allattamento. Tuttavia, per la maggior parte delle persone in grado di produrre insulina, è quasi impossibile andare in chetoacidosi.

CONSIGLI PER ENTRARE IN CHETOSI

Ci sono diversi modi per entrare in chetosi nutrizionale in modo sicuro ed efficace.

Ridurre l'assunzione giornaliera di carboidrati netti a meno di 20-30 grammi: Anche se è possibile che tu non abbia bisogno di essere così rigoroso, mangiare meno di 20-30 grammi di carboidrati netti ogni giorno garantisce di raggiungere la chetosi nutrizionale, ed è probabilmente l'unico consiglio di cui avresti bisogno.

Come sono fatti 20 grammi di carboidrati? Usa le ricette alla fine del libro che limitano i carboidrati a meno di 20 grammi al giorno per scoprirlo.

Prova il digiuno intermittente: Stare 16-18 ore senza mangiare può aiutarti a entrare in chetosi più rapidamente. Questo è facile da fare semplicemente saltando la colazione o la cena, il che può sembrare abbastanza semplice in una dieta lazy keto che inibisce l'appetito.

Non temere il grasso: Anche se la chiave principale è la riduzione dei carboidrati, l'aggiunta di calorie da grassi può aiutarvi nella transizione verso la combustione dei grassi riducendo il senso di fame, soprattutto quando avete appena iniziato. Man mano che progredisci nel tuo percorso, solitamente aiuta abbassare gradualmente l'assunzione di grassi, questo serrve ad assicurarti di star bruciando i tuoi depositi di grasso corporeo. Questo non significa che dovresti seguire una dieta a basso contenuto di grassi, ma semplicemente che potresti non dover aggiungere di proposito del grasso extra quando non ti servono calorie in più.

Cucinare con olio di cocco: Oltre ad essere un grasso naturale che rimane stabile ad alte temperature, l'olio di cocco contiene acidi grassi a catena media che possono stimolare la produzione di chetoni e possono anche avere altri benefici. Anche se non è un requisito per la perdita di peso, se siete interessati ad aumentare i vostri chetoni per altri motivi, l'olio di cocco può aiutare.

Esercizio fisico, se possibile: Durante la transizione verso la chetosi, potreste non avere abbastanza energia per impegnarvi in una attività fisica intensa. Tuttavia, semplicemente andare a fare una camminata veloce può aiutarvi a entrare in chetosi più facilmente.

Ci sono diversi segni che suggeriscono che sei in chetosi, anche se misurare i tuoi chetoni attraverso Test del fiato (o altri tipi) è l'unico modo oggettivo per verificarlo. Ecco i più comuni:

- Bocca secca o sapore metallico in bocca.
- Aumento della sete e minzione più frequente.
- "Alito cheto" o "alito fruttato", che può essere più evidente agli altri che a te stesso.
- Stanchezza iniziale, seguita da un aumento di energia.
- Diminuzione dell'appetito e dell'assunzione di cibo (uno degli effetti collaterali più graditi!).

IL LIVELLO DI CHETOSI OTTIMALE

Lo stato di chetosi implica una vasta scala, i gradi di chetosi che si possono raggiungere sono diversi. Il termine chetosi "ottimale" viene spesso usato, ma è poco definito. Per esempio, coloro che trattano le convulsioni o il morbo di Alzheimer possono beneficiare di un livello di chetoni superiore a 1,5 mmol/L, mentre per perdere peso o migliorare la glicemia, il livello può non avere alcuna importanza. I numeri qui sotto si riferiscono ai valori quando si testano i livelli di chetoni nel sangue.

- **Sotto 0,5 mmol/l** non è considerata "chetosi", anche se un valore di circa 0,3 dimostra che ti stai avvicinando. A questo livello, non sei ancora nella tua zona di combustione dei grassi.

- **Tra 0,5 e 3 mmol/l** è la chetosi nutrizionale. In questo stato, avrai un effetto benefico sulla perdita di peso e nei processi metabolici.

- **Circa 1,5 - 3 mmol/l** è chiamata da alcuni la chetosi "ottimale". Tuttavia, il concetto di chetosi ottimale è controverso, e non è chiaro se offra qualche beneficio sostanziale rispetto al livello 0,5-1,5. Le eccezioni potrebbero essere il trattamento delle crisi epilettiche o, per chi è interessato, al massimo incremento delle prestazioni mentali e fisiche.

- **Più di 3 mmol/l** è più alto del necessario. Probabilmente non otterrà risultati migliori o peggiori rispetto al livello 1,5-3. Numeri più alti possono anche significare che non si sta assumendo abbastanza cibo ("chetosi da fame"). Nelle persone con diabete di tipo 1, livelli di chetoni superiori a 3,0 mmol/L possono essere causati da una grave mancanza di insulina, che richiede attenzione medica urgente.

- **Oltre 8-10 mmol/l**: Normalmente è impossibile arrivare a questo livello semplicemente seguendo una dieta cheto. Significa che c'è qualcosa che non va. La causa più comune di gran lunga è il diabete di tipo 1, con una grave mancanza di insulina. I sintomi includono il sentirsi molto male con nausea, vomito, dolore addominale e confusione. Il possibile risultato finale, la chetoacidosi, può essere fatale e richiede cure mediche immediate.

La chetosi è sicura per tutti?

Essere in chetosi è sicuro per la maggior parte delle persone, ed è in grado di fornire molti benefici per la salute, tra cui la perdita di peso, livelli ottimali di zucchero nel sangue o miglioramento del metabolismo, per citarne alcuni. Tuttavia, alcuni individui dovrebbero seguire una dieta chetogenica solo sotto supervisione medica, e altri farebbero meglio a evitarla del tutto. Condizioni che richiedono supervisione medica durante la chetosi:

- Diabete di tipo 1
- Diabete di tipo 2 con insulina o farmaci orali per il diabete
- Pressione sanguigna alta sotto farmaci
- Malattie epatiche, cardiache o renali
- Storia di un intervento chirurgico di bypass gastrico
- Gravidanza

Condizioni per le quali la chetosi dovrebbe essere evitata:

- Donne che allattano al seno

- Individui con rare condizioni metaboliche che sono tipicamente diagnosticate nell'infanzia, come le carenze enzimatiche che interferiscono con la capacità del corpo di produrre e utilizzare i chetoni o di digerire correttamente i grassi.

CAPITOLO 3

Lista della spesa

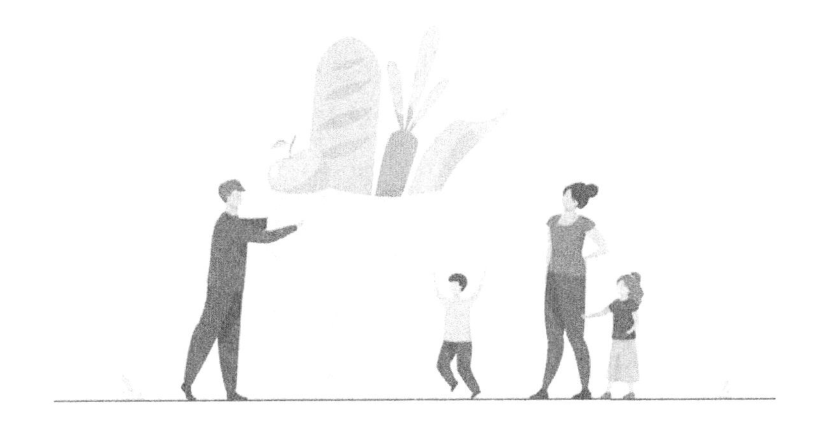

Questo capitolo contiene tutto quello che devi sapere su cosa mangiare in una dieta lazy keto. Potrai assaporare piatti deliziosi e mangiare quanto necessario per sentirti pieno per ore. Semplicemente seguendo questa lista di alimenti, potrai perdere peso, migliorare la tua salute e sentirti meglio senza mai contare una sola caloria!

Una sana dieta lazy keto è costruita su alimenti naturali, ricchi di nutrienti, come carne, pesce, uova e verdure non amidacee, insieme a grassi naturali come il burro o l'olio d'oliva. Usa questa lista di alimenti e scegli i cibi che ti mantengono a meno di 20 grammi di carboidrati netti al giorno (carboidrati totali meno le fibre).

Carne, pollame e sostituti

Le carni sono perfette per la lazy keto. Puoi usare manzo, maiale, agnello, selvaggina e pollame di tutti i tipi. Anche i prodotti di soia come il tofu e il tempeh funzionano. Puoi anche usare salumi come salsicce e affettati. Scegliete articoli senza zuccheri aggiunti, amidi o impanature per mantenere bassi i carboidrati.

CARNI E SOSTITUTI DELLA CARNE

- manzo
- salumi
- selvaggina
- agnello
- carni d'organo
- maiale
- pollame
- salsicce
- tempeh
- tofu (solido)

Pesce & frutti di mare

La maggior parte dei pesci e dei crostacei sono adatti alla dieta lazy keto. I pesci grassi come il salmone, le sardine, lo sgombro e l'aringa sono scelte eccellenti, così come i pesci bianchi delicati come il merluzzo, l'halibut e la trota. Scegliete pesce e frutti di mare senza zuccheri aggiunti o impanatura per mantenere bassi i carboidrati.

PESCE E FRUTTI DI MARE

- acciughe
- granchio
- pesce di tutti i tipi
- aragosta
- gamberi
- Calamari
- salmone
- Tonno

VERDURE

Godetevi un numero illimitato di verdure non amidacee come le verdure a foglia larga e le verdure croccanti da insalata come il cetriolo, il sedano e i ravanelli. Altri preferiti sono il cavolfiore, il cavolo, l'avocado, i broccoli e le zucchine. Fresca o congelata, la maggior parte delle verdure che crescono in superficie sono adatte a questa dieta. Si può anche seguire una lazy keto vegetariana.

LE MIGLIORI VERDURE KETO

- cavolfiore

- avocado
- broccoli
- cavolo
- zucchine
- spinaci
- asparagi
- cavolo
- fagiolini
- cavolini di bruxelles

Uova

Le uova sono deliziose, pratiche e adatte ai vegetariani. Provale bollite, fritte nel burro o facendo una frittata, per un pasto veloce ed economico. Goditi le uova tutte le volte che vuoi, perché quando eviti i carboidrati, non devi evitare il colesterolo alimentare.

MODI DI MANGIARE LE UOVA

- bollite, dure o morbide
- fritte
- “in quiche”
- omelette
- in camicia
- Strapazzate

Frutta e bacche

La maggior parte della frutta aspra, come le bacche, i limoni e i lime, vanno bene se le porzioni sono piccole. Lo stesso vale per i meloni a causa del loro alto contenuto di acqua. Tuttavia, praticamente tutta l'altra frutta contiene troppo zucchero. Una piccola porzione di bacche fresche servite con vera panna montata e cioccolato fondente a scaglie è un lussureggiante e delizioso dessert keto.

I migliori frutti e bacche Lazy Keto

- more
- cocco
- limoni
- lime
- lamponi
- Fragole

Noci & semi

Molte noci e semi sono a basso contenuto di carboidrati. Basta fare attenzione a due cose. Primo, non mangiarne troppi! Mangia poche noci (circa 25 grammi) per uno spuntino. E il tipo di noce che scegliete è importante. Alcune noci, come gli anacardi, hanno un contenuto di carboidrati molto più alto di altre, come le noci pecan o le macadamie. Puoi anche goderti la zucca, il girasole e altri tipi di semi.

LE MIGLIORI NOCI E SEMI KETO

- mandorle
- noci del Brasile
- nocciole
- noci di macadamia
- arachidi
- noci pecan
- pinoli
- Noci

FORMAGGIO & LATTICINI INTEGRALI

Formaggio, burro e panna possono far parte di una dieta keto. Lo yogurt greco, in particolare, rende una colazione ricca di proteine con pochi carboidrati. Evita lo yogurt magro aromatizzato che è spesso pieno di zuccheri aggiunti.

Nota: Evita anche di bere il latte perché lo zucchero del latte viene assorbito rapidamente (un bicchiere = 15 grammi di carboidrati). Tuttavia, puoi usarlo con parsimonia - un cucchiaio o giù di lì - nel tuo caffè. Inoltre, fare regolarmente uno spuntino con il formaggio quando non si ha fame è un errore comune che può rallentare la perdita di peso.

Grassi, oli & salse

Non temere il grasso, ti può aiutare a sentirti sazio più a lungo. La maggior parte dei grassi dovrebbe provenire da cibi ricchi di proteine come carne, pollame, pesce e uova. Ma puoi anche cucinare con olio d'oliva, aggiungere formaggio alle verdure e condimenti alle insalate. Le salse ricche - pensa alla salsa Bearnaise - possono far parte di una dieta lazy keto, ma se stai cercando di perdere peso, usane quanto basta per rendere più piacevoli i tuoi pasti.

Non esitate a usare olio d'oliva, olio di avocado, olio di mandorle, olio di arachidi, olio di sesamo, olio di pesce - qualsiasi cosa di cui sia facile estrarre l'olio con una semplice pressatura, macinatura, zangolatura o separazione a basso calore. Raccomandiamo di ridurre al minimo l'uso di oli industriali di semi o vegetali creati negli ultimi 60 anni, come l'olio di mais, di soia, di cartamo, di girasole e di semi di cotone. Questi oli sono creati tramite estrazione chimica e processi industriali ad alto calore. Dal momento che non è chiaro che tipo di effetti questi oli possano avere sulla salute, riteniamo che attenersi ai grassi tradizionali e meno lavorati sia la scelta migliore.

CAPITOLO 4

Alimenti da evitare

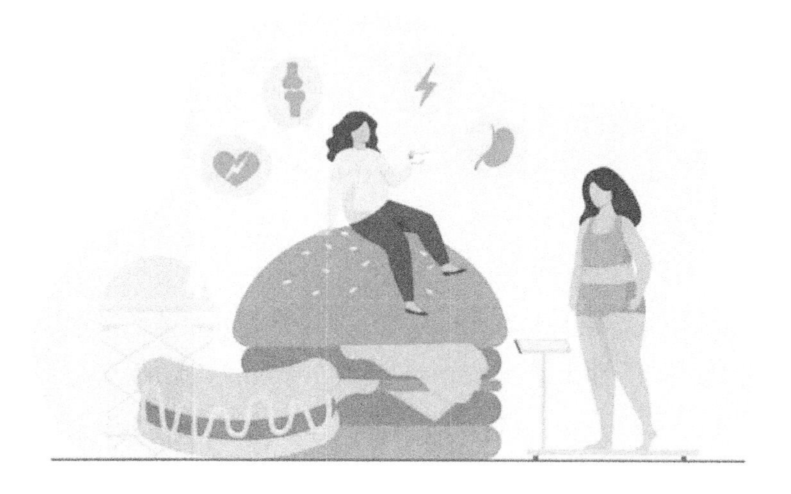

Abbiamo visto come una dieta a basso contenuto di carboidrati come la lazy keto possa aiutare a perdere peso e a controllare il diabete e altre condizioni. In una dieta come questa, alcuni cibi ad alto contenuto di carboidrati devono ovviamente essere evitati, come le bevande zuccherate, i dolci e le caramelle.

Tuttavia, capire quali alimenti di uso comune limitare è più impegnativo. Alcuni di questi alimenti sono anche relativamente sani - solo inadatti per una dieta a basso contenuto di carboidrati. Il tuo obiettivo giornaliero totale di carboidrati determina se è necessario limitare alcuni di questi alimenti o evitarli del tutto. In questo capitolo, troverai tutti gli alimenti da limitare o evitare del tutto in una dieta lazy keto.

PANE & CEREALI

Il pane è un alimento fondamentale della nostra cultura. Si presenta in varie forme, tra cui filoni, panini, bagel e pani piatti, come le tortillas. Tuttavia, tutti questi alimenti sono ricchi di carboidrati. Questo è vero sia per le varietà integrali che per quelle prodotte da farina raffinata.

Anche se i conteggi dei carboidrati variano in base agli ingredienti e alle dimensioni delle porzioni, ecco i conteggi medi per le varietà di pane più popolari:

- **Pane bianco (1 fetta):** 14 grammi di carboidrati, 1 dei quali è fibra
- **Pane integrale (1 fetta):** 17 grammi di carboidrati, 2 dei quali sono fibre
- **Tortilla di farina (circa 25 cm):** 36 grammi di carboidrati, 2 dei quali sono fibre
- **Bagel (medio):** 29 grammi di carboidrati, 1 dei quali è fibra

A seconda della tua personale tolleranza ai carboidrati, mangiare un panino, un burrito o un bagel potrebbe fare la differenza nel tuo limite di carboidrati giornaliero. La maggior parte dei cereali, tra cui riso, grano e avena, sono anche ad alto contenuto di carboidrati e devono essere limitati o evitati. Se vuoi ancora goderti il pane, fai le tue pagnotte a basso contenuto di carboidrati a casa, alla fine del libro troverai diverse ricette.

Alcuni tipi di frutta

Un'elevata assunzione di frutta e verdura è stata sempre legata a un minor rischio di cancro e malattie cardiache. Tuttavia, molti frutti sono ricchi di carboidrati e potrebbero non essere adatti alla dieta lazy keto. Per esempio, una mela contiene 21 grammi di carboidrati, 4 dei quali provengono dalla fibra. In una dieta a basso contenuto di carboidrati, è una buona idea evitare alcuni frutti, specialmente quelli dolci e secchi, che hanno un alto numero di carboidrati:

- Banana (1 media): 27 grammi di carboidrati, 3 dei quali sono fibre
- Uvetta (28 grammi): 22 grammi di carboidrati, 1 dei quali è fibra
- Datteri (2 grandi): 36 grammi di carboidrati, 4 dei quali sono fibre
- Mango, affettato (165 grammi): 28 grammi di carboidrati, 3 dei quali sono fibre

Le bacche sono meno zuccherine e più ricche di fibre degli altri frutti. Pertanto, piccole quantità - circa 50 grammi - possono essere godute anche su diete a basso contenuto di carboidrati.

Verdure amidacee

La maggior parte delle diete permette un'assunzione illimitata di verdure a basso contenuto di amido. Molte verdure sono ricche di fibre, promuovendo la perdita di peso e il controllo degli zuccheri nel sangue. Tuttavia, alcune verdure ad alto contenuto di amido contengono più carboidrati che fibre e il loro comusmo dovrebbe essere limitato in una dieta lazy keto. Se hai intenzione di seguire questo regime alimentare, la scelta migliore è evitare del tutto queste verdure amidacee:

- Mais (175 grammi): 41 grammi di carboidrati, 5 dei quali sono fibre
- Patata (1 media): 37 grammi di carboidrati, 4 dei quali sono fibre
- Barbabietole, cotte (50 grammi): 16 grammi di carboidrati, 4 dei quali sono fibre

Pasta

La pasta è un alimento versatile e poco costoso, ma molto ricco di carboidrati. 200 grammi di pasta cotta contengono circa 43 grammi di carboidrati, di cui solo 3 di fibra. La stessa quantità di pasta integrale è solo un'opzione leggermente migliore con 37 grammi di carboidrati, compresi 6 grammi di fibre (22).

In una dieta a basso contenuto di carboidrati, mangiare pasta non è una buona idea a meno che non se ne consumi una porzione molto piccola, il che non è fattibile per la maggior parte delle persone. Se hai voglia di pasta ma non vuoi superare il tuo limite di carboidrati, prova invece a fare verdure a spirale o spaghetti shirataki.

Cereali

È risaputo come i cereali zuccherati per la colazione contengano molti carboidrati. Tuttavia, potresti essere sorpreso dal numero di carboidrati presenti nei cereali "sani". Per esempio, 90 grammi di farina d'avena normale o istantanea fornisce 32 grammi di carboidrati, di cui solo 4 sono fibre. L'avena in acciaio è meno lavorata di altri tipi di farina d'avena e generalmente considerata più sana. Tuttavia, 45 grammi di avena cotta in acciaio ha 29 grammi di carboidrati, compresi 5 grammi di fibra.

I cereali integrali tendono ad appesantire ancora di più. 61 grammi di granola contiene 37 grammi di carboidrati e 7 grammi di fibra. A seconda del tuo obiettivo personale di carboidrati, una ciotola di cereali potrebbe facilmente farti superare il tuo limite totale - anche prima di aggiungere il latte.

BIRRA

L'alcol può essere consumato con moderazione in una dieta a basso contenuto di carboidrati. Infatti, il vino secco ha pochissimi carboidrati e il liquore praticamente nessuno. Tuttavia, la birra è abbastanza alta in carboidrati. Una lattina di birra da 66cl contiene in media 13 grammi di carboidrati. Anche la birra leggera contiene 6 grammi per lattina.

Inoltre, gli studi suggeriscono che i carboidrati liquidi tendono a promuovere l'aumento di peso più dei carboidrati derivati da cibo solido. Questo perché i carboidrati liquidi non riempiono come gli alimenti solidi e non contribuiscono alla sensazione di appetito.

YOGURT ZUCCHERATO

Lo yogurt è un alimento gustoso e versatile. Anche se lo yogurt semplice ha una quantità ridotta di carboidrati, molte persone tendono a mangiare yogurt a basso contenuto di grassi o yogurt zuccherato senza grassi al gusto di frutta. Lo yogurt zuccherato spesso contiene tanti carboidrati quanto un dessert.

245 grammi di yogurt zuccherato senza grassi alla frutta può contenere fino a 47 grammi di carboidrati, che è persino superiore a una porzione paragonabile di gelato.

Tuttavia, scegliendo 123 grammi di yogurt greco semplice condita con 50 grammi di more o lamponi, manterrete i carboidrati complessivi sotto i 10 grammi.

SUCCO DI FRUTTA

Il succo è una delle peggiori bevande che puoi consumare in una dieta a basso contenuto di carboidrati. Anche se fornisce alcuni nutrienti, il succo di frutta è ricco di carboidrati a rapida digestione che fanno aumentare rapidamente lo zucchero nel sangue. Per esempio, 355 ml di succo di mela contengono 48 grammi di carboidrati. Questo è anche più della soda, che ha 39 grammi. Il succo d'uva fornisce un enorme quantità di 60 grammi di carboidrati per 355 ml.

Anche se il succo di verdura non contiene così tanti carboidrati come le sue controparti di frutta, una porzione da 355 ml contiene ancora 16 grammi di carboidrati, solo 2 dei quali provengono dalle fibre.

Inoltre, il succo è un altro esempio di carboidrati liquidi che il centro dell'appetito del tuo cervello non elabora allo stesso modo dei carboidrati solidi. Bere succhi di frutta può portare ad un aumento della fame e dell'assunzione di cibo più tardi nel corso della giornata.

CONDIMENTI PER INSALATA

Un'ampia varietà di insalate può essere gustata regolarmente in una dieta lazy keto. Tuttavia, i condimenti commerciali - specialmente le varietà a basso contenuto di grassi e senza grassi - spesso finiscono per aggiungere più carboidrati di quanto ci si potrebbe aspettare.

Per esempio, 2 cucchiai (30 ml) di condimento francese senza grassi contengono 10 grammi di carboidrati. Una porzione uguale di salsa ranch senza grassi contiene 11 grammi di carboidrati.

Molte persone usano comunemente più di 2 cucchiai (30 ml), in particolare su una grande insalata. Per ridurre al minimo i carboidrati, condite la vostra insalata con un condimento cremoso e completo. Meglio ancora, condisci la tua insalata con una spruzzata di aceto e olio d'oliva, alimenti correlati ad una migliore salute del cuore e alla perdita di peso.

FAGIOLI & LEGUMI

Fagioli e legumi sono alimenti nutrienti. Possono fornire molti benefici per la salute, compresa la riduzione dell'infiammazione e del rischio di malattie cardiache. Sebbene siano ricchi di fibre, contengono anche una discreta quantità di carboidrati. A seconda della tolleranza personale, si può essere in grado di includere piccole quantità in una dieta a basso contenuto di carboidrati. Ecco i conteggi dei carboidrati per 160-200 grammi di fagioli e legumi cotti:

- Lenticchie: 40 grammi di carboidrati, 16 dei quali sono fibre
- Piselli: 25 grammi di carboidrati, di cui 9 di fibra
- Fagioli neri: 41 grammi di carboidrati, 15 dei quali sono fibre
- Fagioli Pinto: 45 grammi di carboidrati, 15 dei quali sono fibre
- Ceci: 45 grammi di carboidrati, 12 dei quali sono fibre

MIELE O ZUCCHERO IN QUALSIASI FORMA

Probabilmente sei ben consapevole che gli alimenti ad alto contenuto di zucchero, come biscotti, caramelle e dolci, sono off-limits in una dieta a basso contenuto di carboidrati. Tuttavia, potresti non renderti conto che le forme naturali di zucchero possono avere tanti carboidrati quanto lo zucchero bianco. Infatti, molti di questi alimenti contengono ancora più carboidrati quando misurati in cucchiai. Ecco i conteggi dei carboidrati per un cucchiaio di diversi tipi di zucchero:

- Zucchero bianco: 12,6 grammi di carboidrati
- Sciroppo d'acero: 13 grammi di carboidrati
- Nettare di agave: 16 grammi di carboidrati
- Miele: 17 grammi di carboidrati

Inoltre, questi dolcificanti forniscono poco o nessun valore nutrizionale. Quando l'assunzione di carboidrati è limitata, è particolarmente importante scegliere fonti di carboidrati nutrienti e ricche di fibre. Per addolcire cibi o bevande senza aggiungere carboidrati, scegliete invece un dolcificante sano come la stevia.

LATTE

Il latte è un'eccellente fonte di diversi nutrienti, tra cui calcio, potassio e diverse vitamine del gruppo B. Tuttavia, è anche abbastanza ricco di carboidrati. Il latte intero offre gli stessi 12-13 grammi di carboidrati per 240 ml delle varietà a basso contenuto di grassi, o senza grassi. Usando solo un cucchiaio o due (15-30 ml) nel caffè una volta al giorno, potresti essere in grado di includere piccole quantità di latte nella tua dieta low-carb.

Tuttavia, la panna è ub'opzione migliore se prendi più caffè nell'arco della giornata, dato che contiene carboidrati minimi. Se ti piace bere il latte o lo usi per fare frullati, considera invece di provare il latte di mandorla o di cocco non zuccherato.

CAPITOLO 6

Piano Alimentare

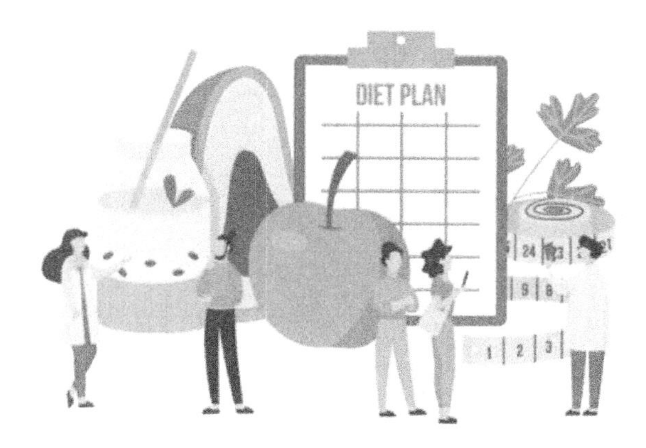

Quando si inizia una dieta Lazy Keto, mettere insieme tutti i pezzi e dedicarsi al nuovo piano alimentare può essere davvero confusionario! Cosa si mangia a parte avocado e uova? E come si fa ad assumere la giusta quantità carboidrati?

Spesso si finisce per perdere un sacco di tempo a carcare le app, leggere le etichette nutrizionali e fare errori! Ecco perché abbiamo creato questo piano alimentare Lazy Keto (completo di ricette passo-passo e conteggio dei carboidrati netti) per aiutarti a superare questa fase iniziale.

ORGANIZZAZIONE & OBBIETTIVI

Settimana 1 - Attivazione dello stato di chetosi

Settimana 2 - Stabilizzazione dello stato di chetosi

Settimana 3 - Sperimentazione con nuovi pasti

Settimana 4 - Divertirti con la tua nuova abitudine alimentare!

Come utilizzare questo piano alimentare

Abbiamo progettato questo piano alimentare per essere il più semplice possibile da utilizzare. Al fine di ottenere il massimo da questa risorsa, ecco alcuni suggerimenti:

- Se ci sono ingredienti o ricette che non ti piacciono, sentititevi liberi di cambiare la ricetta con una delle tante altre.
- Pianificate quando iniziare la dieta. Scegliete una buona settimana per iniziare e poi dateci dentro.
- Non stressatevi sui macro o sulla misurazione dei chetoni. Non cadete nella trappola del perfezionismo della dieta Chetogenica tradizionale. Più avanti, tenere traccia dell'assunzione di cibo e misurare anche i macro può essere utile, ma non è necessario all'inizio. Basta seguire il piano dei pasti per le prime 2 settimane per avere la garanzia di essere entrati in chetosi.

CREARE IL TUO PIANO ALIMENTARE

Naturalmente, non devi necessariamente usare il nostro piano alimentare... puoi anche creare il tuo! Ecco quindi 4 passi per creare il tuo piano alimentare in puro stile Lazy Keto:
Suggeriamo di prepararlo ogni fine settimana (il sabato o la domenica) per ottimizzare i tempi durante la settimana seguente:

- Trova 2 ricette che ti consentono di preparare delle teglie complete e gustose. Prepara una quantità abbastanza consistente di questi 2 piatti per coprire 4 cene e 2 pranzi.
- Prepara 1 arrosto o carne cucinata a cottura lenta (Cottura di pancetta e petto di pollo o arrosto di manzo). L'obbiettivo è avere abbastanza carne cotta in modo da non dover perdere tempo a cucinarla durante la settimana. Fai abbastanza carne per 2 cene e 3 pranzi.
- Usa la tua carne cotta a fuoco lento per facili fritture e per aggiungerla a zuppe o insalate.
- Tieni in casa pancetta, uova, sardine sott'olio e avocado per colazioni e spuntini veloci a basso contenuto di carboidrati e ad alto contenuto di grassi.

LAZY KETO CHALLENGE DI 28 GIORNI

Siete curiosi di conoscere la Lazy Keto ma non sapete se volete impegnarvi a lungo termine? Lo capisco perfettamente!

Onestamente, quando ho iniziato, nemmeno io pensavo che sarebbe stato un impegno così duraturo!
Se volete iniziare a sperimentare i benefici della dieta Keto (diminuzione della fame, aumento dell'energia, chiarezza mentale e molti altri), allora potete usare questo piano alimentare come una sfida di 28 giorni.

Proprio così - non devi impegnarti per più di 28 giorni! Prendi un amico, un familiare o fallo da solo! Tutto ciò di cui hai bisogno è un impegno a mangiare keto per 28 giorni. Siamo sicuri che dopo questo periodo, capirai perché la gente non riesce a smettere di parlare di quanto si senta bene seguendo una dieta Lazy Keto.

CAPITOLO 7

Piano Pasti di 28 giorni

Prima Settimana

Puoi adattarti allo stile di vita Lazy Keto più velocemente con ricette low-carb composte da ingredienti familiari. Per questa prima settimana, abbiamo cercato di selezionare ricette che potrebbero essere abbastanza simili a piatti che già ti piacciono per aiutarti a stabilirti in questo nuovo modo di mangiare. Non dimenticare che puoi cambiare le ricette quanto vuoi. Il tuo obiettivo per questa prima settimana è di goderti ognuno dei tuoi pasti e non sentirti privata/o o come se ti stessi perdendo qualcosa!

GIORNO 1

Colazione: Caffè

Pranzo: Insalata Caesar con Bacon & avocado

Cena: Pollo con funghi e cavolo romano

GIORNO 2

Colazione: Muffin al cioccolato e nocciole

Pranzo: Insalata di tonno al limone e pepe

Cena: Manzo macinato saltato in padella

GIORNO 3

Colazione: Keto Mini Frittata

Pranzo: Insalata di uova semplice

Cena: Pollo con funghi e cavolo romano (avanzato)

GIORNO 4

Colazione: Caffè

Pranzo: Insalata di broccoli e pancetta con cipolle & cocco

Cena: Manzo Teriyaki con Sesamo e Cavolo Riccio

GIORNO 5

Colazione: Muffin al cioccolato e nocciole

Pranzo: Cetriolo con insalata di uova semplice (avanzato)

Cena: Spaghetti al pollo saltati in padella

GIORNO 6

Colazione: Caffè

Pranzo: insalata caesar di gamberi

Cena: Braciole di maiale con broccoli arrostiti

GIORNO 7

Colazione: Keto Mini Frittata

Pranzo: Spaghetti alla zuppa di pollo con contorno di insalata

Cena: Manzo Teriyaki con sesamo e cavolo riccio (avanzato)

Seconda Settimana

Hai fatto esperienza di un'intera settimana di ricette Keto. La seconda settimana è quella in cui ti troverai ad assestarti nella tua nuova dieta.

Il tuo obiettivo per questa seconda settimana è quello di continuare con i tuoi pasti e iniziare davvero ad osservare come ti senti. Stai iniziando a sentirti più energico? La tua nebbia cerebrale si sta sollevando? Le tue articolazioni cominciano a dolere meno? Sintonizzati con il tuo corpo e ascolta ciò che ti dice. Proprio come la settimana scorsa, puoi cambiare i pasti quanto vuoi! Se hai già una ricetta preferita della settimana 1, puoi certamente usarla anche questa settimana!

GIORNO 1

Colazione: Caffè
Pranzo: Tacchino e verdure in padella
Cena: Soffritto di manzo alle zucchine con aglio e coriandolo

GIORNO 2

Colazione: Frittelle di pollo con bacon
Pranzo: Insalata di pollo al limone e mirtilli
Cena: Keto Chili

GIORNO 3

Colazione: Pane di zucchine

Pranzo: Tacchino e verdure in padella (avanzato)

Cena: Soffritto di maiale e anacardi

GIORNO 4

Colazione: Caffè

Pranzo: Pollo piccante saltato con avocado

Cena: Keto Chili (avanzato)

GIORNO 5

Colazione opzionale: Frittelle di pollo con bacon

Pranzo: Frittata spagnola

Cena: Pollo & Broccoli

GIORNO 6

Colazione opzionale: Pane di zucchine

Pranzo: frittata spagnola (avanzata) con contorno d'insalata

Cena: Salmone aglio & burro con asparagi e zenzero

GIORNO 7

Colazione opzionale: Caffè

Pranzo: Pasta con salmone

Cena: Pollo & Broccoli (avanzato)

Terza Settimana

Hai finito 2 settimane di ricette Keto e ora sei pronto per iniziare la Settimana 3! Per le ultime 2 settimane, ti ho già detto che puoi cambiare le ricette quanto vuoi, e questo vale anche per questa settimana.

Tuttavia, il tuo obiettivo questa settimana è di sperimentare nuove ricette Keto. Prova una ricetta che sia diversa da qualsiasi altra che hai provato prima. Cucina una porzione di proteine che non hai mai cucinato prima. Prova una spezia che non hai mai assaggiato. Non si sa mai... potresti scoprire che ti piace una ricetta che non sapevi nemmeno esistesse!

GIORNO 1

Colazione: Caffè
Pranzo: Pollo al pepe saltato in padella
Cena: Torta salata con carne e verdure

GIORNO 2

Colazione: Muffin mele & cannella
Pranzo: Tortini di carne & spinaci
Cena: Spaghetti al pomodoro con pollo & basilico

GIORNO 3

Colazione: Mini Sandwich Keto

Pranzo: Insalata di pollo, cavolfiore e couscous

Cena: Salmone al curry

GIORNO 4

Colazione: Caffè

Pranzo: Uova al forno in avocado

Cena: Torta salata con carne e verdure (avanzata)

GIORNO 5

Colazione: Muffin mele & cannella

Pranzo: Tortini di carne & spinaci (avanzatoi) + insalata di avocado

Cena: Stufato di maiale e cavoli one-pot

GIORNO 6

Colazione: Mini Sandwich Keto (avanzati)

Pranzo: Insalata di pollo, cavolfiore e couscous (avanzata)

Cena: Manzo teriyaki con sesamo & cavoli

GIORNO 7

Colazione: Caffè

Pranzo: Pollo facile aromatizzato

Cena: Stufato di maiale e cavoli one-pot (avanzato)

Quarta Settimana

Ti rimane 1 settimana del tuo piano alimentare! Hai trovato qualche nuova ricetta Keto che ti piace? Ci sono alcune ricette che sono nella tua regolare routine?

Capisco perfettamente che le prime settimane possono essere difficili cercando di capire cosa mangiare e cosa evitare. Tuttavia, a questo punto dovresti avere un'idea abbastanza chiara di cosa puoi mangiare quotidianamente.Quindi, tenendo questo a mente, il tuo obiettivo per questa settimana è quello di divertirti con il tuo piano pasto Keto! Diventa creativo e prova a creare le tue ricette o modifica qualsiasi delle nostre per soddisfare le tue preferenze. Voglio che tu ti diverta questa settimana e che ti goda ogni pasto. Forse anche provare a cucinare un dessert Keto questa settimana? La vita può essere noiosa, ma il tuo nutrimento non dovrebbe esserlo. Ora finisci questa settimana in bellezza!

GIORNO 1

Colazione: Caffè
Pranzo: Wraps di salmone affumicato con prosciutto & cetriolo
Cena: Roast Beef con carote e cipolle

GIORNO 2

Colazione: Keto Toast

Pranzo: Pollo saltato al basilico

Cena: Fajitas super semplici

GIORNO 3

Colazione: Keto muffin al cioccolato & nocciole

Pranzo: Manzo teriyaki con sesamo & cavoli + avocado fritto al limone

Cena: Cosce di pollo croccanti con 3 ingredienti

GIORNO 4

Colazione: Caffè

Pranzo: Bowl di tonno con broccoli e cavolfiore arrostito

Cena: Roast Beef con carote e cipolle (avanzato)

GIORNO 5

Colazione: Keto Toast

Pranzo: Polpette in zuppa cinese

Cena: Cosce di pollo croccanti con 3 ingredienti (avanzato) + purè di cavolfiore

GIORNO 6

Colazione: Muffin al mirtillo

Pranzo: Mini Quiches prosciutto e spinaci (avanzato) + insalata laterale

Cena: Manzo teriyaki con sesamo & cavoli

GIORNO 7

Colazione: Caffè

Pranzo: Polpette in zuppa cinese (avanzato)

Cena: Insalata caesar di gamberi

CAPITOLO 6

Trucchi & Consigli

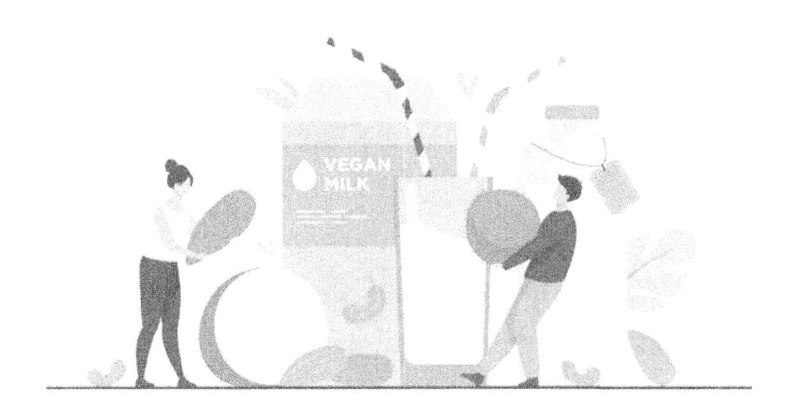

Abbiamo visto come la dieta lazy keto prevede di tagliare una buona parte di carboidrati dalla tua alimentazione, sostituendola con grassi sani. Quando limitate l'assunzone dei carboidrati, state riadattando il vostro corpo per far funzionare il grasso alimentare e corporeo come principale fonte di energia. Seguire una dieta lazy keto ha dimostrato di fornire diversi benefici per la salute come una ridotta infiammazione, una migliore funzione cerebrale e una rapida perdita di peso. Tuttavia, il solo pensiero di tagliare i carboidrati dalla propria alimentazione è un pensiero che può scoraggiare molte persone. Fortunatamente, in questo capitolo vi proponiamo diversi trucchi che potete implementare immediatamente per aiutarvi a iniziare la dieta lazy keto con il minimo sforzo. Buona lettura.

CONSIGLIO #1

INIZIA IN MODO SEMPLICE

Mantieni le cose semplici, soprattutto quando sei all'inizio. Il modo migliore per iniziare la lazy keto è quello di usare una struttura semplice per i vostri pasti:

- Scegli una proteina - Pollo, manzo, maiale, tacchino, pesce, frutti di mare, proteine in polvere, uova, ecc.
- Scegli una verdura (a basso contenuto di carboidrati) - Cavolfiore, broccoli, zucchine, cavoletti di Bruxelles, cetrioli, peperoni, ecc.
- Aggiungi grassi. Burro, olio, lardo, ghee, formaggio, pancetta, avocado, maionese, noci, ecc.

Una volta che hai scelto i tuoi alimenti principali, cerca di prepare i tuoi pasti usando questi alimenti.

CONSIGLIO #2

TIENI LONTANE LE TENTAZIONI

Uno dei consigli più facili da implementare è quello di sbarazzarsi dei cibi da evitare. È molto più facile attenersi ai tuoi obiettivi se non stai costantemente combattendo contro le tentazioni. Sbarazzati di quanto segue nel tuo frigorifero e nella tua dispensa:

- Cereali tra cui grano, pane, pasta, riso, avena, cereali, mais, ecc.
- Zucchero compreso lo zucchero da tavola, caramelle, dolci, torte, gelato, cioccolato, soda, succo di frutta, miele, sciroppo d'acero, ecc.
- Verdure amidacee come patate, patate dolci, ecc.
- Legumi come fagioli, lenticchie, ceci, ecc. (Le arachidi sono un'eccezione, con moderazione).
- Frutta ad alto contenuto di zucchero come banane, ananas, arance, mele, uva, ecc.
- Latte e latticini a basso contenuto di grassi, compreso tutto il latte di mucca (tranne la panna), formaggio a basso contenuto di grassi, ecc.
- Oli di semi e vegetali, specialmente margarina, olio di canola, olio di mais, olio di vinaccioli e olio di soia.
- Alimenti trasformati "low carb" che dipendono dagli ingredienti, quindi leggi le etichette per lo zucchero nascosto, l'amido e gli ingredienti artificiali aggiunti.

Se la tua famiglia non condivide la tua scelta nutrizionale, sbarazzarsi di tutto può non essere possibile, il che è normale! Se altri in famiglia vogliono continuare a mangiare questi cibi, raccogliete tutto ciò che volete evitare e conservatelo insieme, in modo da poter evitare una certa credenza, scaffale, scomparto del frigorifero, ecc.

CONSIGLIO #3

RIFORNISCI IL TUO FRIGORIFERO

Oltre a sbarazzarti di tutte le cose da evitare, curati di riempire il tuo frigorifero con alimenti buoni che rispettano la tua dieta:

- Grassi sani come l'olio di avocado, il burro e l'olio di cocco
- Verdure a foglia come lattuga, spinaci e cavolo riccio
- Verdure a basso contenuto di carboidrati che crescono in superficie, come zucchine, cavolfiori e asparagi
- Carne come manzo e maiale
- Pollame come pollo e tacchino
- Frutti di mare come pesce e crostacei
- Latticini integrali come formaggio e panna pesante
- Uova
- Frutta a basso contenuto di carboidrati come avocado (l'eccezione della frutta che non ha bisogno di essere con moderazione), lamponi e noci di cocco

Attingi dalla lista completa degli alimenti keto del capitolo 2 per avere una panoramica generale degli alimenti keto-friendly.

CONSIGLIO #4

RIFORNISCI LA TUA DISPENSA

Non dimenticate di rifornire la vostra dispensa anche con le scorte keto! Gli alimenti della dispensa sono più inclini ad essere ricchi di carboidrati, ma ecco i tipi di articoli che dovrai conservare:

- Erbe e spezie come basilico, aneto e cannella
- Condimenti a basso contenuto di carboidrati come maionese, salsa piccante e senape
- Noci e semi come mandorle, noci macadamia e semi di girasole
- Dolcificanti senza zucchero come eritritolo, frutto di monaco e allulosio
- Farine a basso contenuto di carboidrati come la farina di mandorle, la farina di cocco e la farina di semi di lino
- Bevande senza zucchero come acqua, caffè e tè

E vuoi sapere un'altra cosa di cui non hai bisogno nella tua dispensa? Chetoni esogeni, integratori dietetici e prodotti lavorati etichettati come "keto". Leggi sempre le etichette e controlla se gli ingredienti effettivi sono keto-friendly. Questi integratori, nonostante vengono etichettati come keto, non sono assolutamente necessari per avere successo nella dieta. Se limiti abbastanza l'assunzione di carboidrati, il tuo corpo produrrà chetoni in autonomia.

CONSIGLIO #5

PROCEDI GRADUALMENTE

Se state iniziando una dieta lazy keto e siete abituati ad un'alimentazione ricca di carboidrati e zuccheri, tagliare tutto da un giorno all'altro può essere uno shock. Non solo da un punto di vista mentale, l'interruzione brusca di carboidrati e zuccheri può causare sintomi (temporanei) di influenza e voglie. Anche se sono perfettamente gestibili, questo non significa che sia l'unico modo. Qui ci sono alcuni modi per facilitare l'approccio che possono essere utili:

- Applica un paio dei consigli e trucchi keto elencati in questo capitolo alla volta. Questo darà al tuo corpo il tempo di adattarsi.
- Taglia i cibi da evitare gradualmente. Elimina prima tutti gli zuccheri, come le bibite e le caramelle, poi i carboidrati complessi come il pane e la pasta, tenendo le verdure amidacee e la frutta per ultimi.
- Ascolta i segnali del tuo corpo e sii paziente. Se hai finito il tuo pasto e hai ancora fame, prova a bere un po' d'acqua, a

lavarti i denti, a distrarti con qualcosa di divertente da fare o semplicemente aspetta 20 minuti. Se poi hai ancora fame, prova uno snack salato e ricco di acqua, come olive o sottaceti.

CONSIGLIO #6

I CARBOIDRATI SONO UN LIMITE, LE PROTEINE SONO UN OBIETTIVO E I GRASSI SONO UNA LEVA

La chiave fondamentale per entrare in chetosi è limitare i carboidrati, ma c'è di più. Anche gli altri macro, che è l'abbreviazione di macronutrienti, giocano un ruolo importante. In poche parole, ecco come capire i macro per la dieta lazy keto:

I CARBOIDRATI SONO UN LIMITE

Questo significa che si stabilisce un numero massimo di carboidrati che si possono consumare. In genere, fino a 20-50 grammi al giorno per la maggior parte delle persone. Se vai sotto questo numero, va bene! Non è un obiettivo difficile, solo un tetto-massimo a cui bisogna prestare attenzione.

LE PROTEINE SONO UN OBIETTIVO.

Questo significa che vuoi raggiungere questo numero ogni giorno, quindi cerca di non scendere sotto l'obiettivo. Anche andare un po' oltre va bene, ma un grande eccesso di proteine potrebbe convertirsi in glucosio e farti uscire dalla chetosi; quanto facilmente questo accade varia da persona a persona.

IL GRASSO È UNA LEVA.

Dopo il tuo limite di carboidrati e il tuo obiettivo proteico, le restanti calorie di cui hai bisogno per il giorno provengono dai grassi. Questo è ciò che ti mantiene soddisfatto e fornisce la maggior parte della tua fonte di energia. Puoi usare il grasso come leva, aumentandolo o diminuendolo in base ai tuoi obiettivi. Aumentalo se hai fame, diminuiscilo per perdere peso, ma ricorda di non ridurlo troppo (non farti prendere dalla vecchia trappola "il grasso fa male"), perché è la tua principale fonte di energia.

DI QUANTE FIBRE HO BISOGNO?

C'è più di qualche controversia intorno a questo argomento. Le linee guida ufficiali sostengono 25-31 grammi al giorno e la National Academy of Science ne raccomanda 25-38 grammi al giorno. Diversi studi dimostrano che mangiare più fibre riduce il rischio di malattie cardiache e cancro, ma sono stati condotti con livelli di fibre inferiori alle raccomandazioni (14-26 grammi al giorno invece di 25-38). Quindi, si potrebbe effettivamente stare bene mangiando meno delle raccomandazioni "ufficiali". Iniziate con 15-20 grammi di fibre al giorno e aggiungetene di più, pochi grammi alla volta, se necessario, in base a come vi sentite. Prendi più fibra possibile da cibi integrali (verdure, semi, ecc.) prima di considerare degli integratori.

CONSIGLIO #7

LE PORZIONI CONTANO

Le porzioni sono collegate al suggerimento #6 della dieta. Anche se le calorie e le porzioni non sono l'obiettivo primario di uno stile di vita chetogenico, sono comunque importanti. Se si consuma troppo, è comunque possibile non perdere peso, o addirittura ingrassare, con la dieta chetogenica, come con qualsiasi altra dieta. La chiave da ricordare è che il grasso è una leva.

Fortunatamente, la chetosi riduce intrinsecamente la fame e le voglie, quindi si tende a mangiare comunque meno. Molte persone trovano che mangiare cibi a basso contenuto di carboidrati mantiene automaticamente ridotte le loro porzioni, ma se questo non dovesse accadere, potresti aver bisogno di prestare maggiore attenzione alle quantità.

Consiglio #8

MANGIA SOLO QUANDO HAI FAME

Una domanda comune che ricevo è se si dovrebbe mangiare quando non si ha fame. La chetosi agisce come un soppressore naturale dell'appetito, quindi potrai meravigliarti di come tu non abbia fame così spesso, o comunque, non così voracemente quanto prima. Non c'è bisogno di mangiare quando non si ha fame! Concentrati semplicemente sul raggiungimento del tuo obiettivo proteico quando hai fame, ma per il resto lascia che il tuo corpo ti segnali quando mangiare.

Consiglio #9

EVITARE L'INFLUENZA KETO

Forse hai sentito parlare dell'influenza keto, o forse hai appena sperimentato gli effetti collaterali dell'inizio della dieta keto. È una delle domande più comuni sulla dieta keto per i principianti.

Poiché il tuo corpo sposta la sua fonte primaria di carburante dal glucosio e dai carboidrati ai chetoni e al grasso, il tuo corpo può impiegare del tempo per adattarsi a questo cambiamento metabolico. La chetosi elimina anche molta acqua immagazzinata nel corpo, il che può causare un calo dei livelli di elettroliti.

La buona notizia è che l'influenza cheto è temporanea ed evitabile. Assicurati di avere abbastanza elettroliti (specialmente sodio, potassio e magnesio) per evitare l'influenza keto. Salare generosamente il tuo cibo è una delle cose migliori che puoi fare in questo caso; alcune persone aggiungono anche sale marino alla loro acqua.

CONSIGLIO #10

RIMANERE IDRATATI

Bere molta acqua è ottimo in ogni caso, ma soprattutto se si è in chetosi. Mangiare carboidrati ci fa immagazzinare più acqua nel nostro corpo, mentre una dieta chetogenica ne espelle di più, quindi è ancora più importante bere a sufficienza. Puntate a 16 bicchieri al giorno. Circa due bottiglie.

CONSIGLIO #11

FARE RICETTE KETO FACILI PER I PRINCIPIANTI

Le ricette Keto non sono necessarie al 100% per attenersi a uno stile di vita lazy keto, ma di sicuro lo rendono più facile e divertente! Una volta che avete gettato le basi, introdurre i vostri vecchi comfort food preferiti in forma keto, come il pane keto, può aiutarvi ad atternervi alla dieta nel lungo termine.

In questo libro, il mio obiettivo è quello di fornire un sacco di ricette keto facili per i principianti! Sfoglia l'indice completo alla fine del libro per delle ricette keto facili, gustose e con l'indicazione esatta dei carboidrati complessivi.

CONSIGLIO #12

PIANIFICA I TUOI PASTI

Uno dei migliori consigli che suggerisco sempre alle persone è che la pianificazione dei pasti è un fattore di svolta. Afferrare un sacchetto di patatine, una barretta di cioccolato o una scatola di pasta può essere semplice in una dieta ad alto contenuto di carboidrati, ma attenersi a uno stile di vita a basso contenuto di carboidrati richiede più pianificazione.
E questo è totalmente fattibile! Non dovrà richiedere ore della tua giornata. Potete fare il vostro piano su misura, sia che si tratti di una pianificazione settimanale come faccio io, oppure, più semplicemente, di pianficare i pasti della giornata al mattino. Usando un'app di tracking, alcune persone trovano utile inserire preventivamente quello che mangeranno, per poi attenersi alla loro pianificazione durante la giornata. Oppure, puoi semplicemente usare il mio piano alimentare, così potrò fare il lavoro duro al posto tuo.

Pianificare regolarmente ciò che mangerai, quantomeno approssimativamente, ti farà risparmiare tempo e denaro. Certo è che può essere difficile e dispendioso in termini di tempo elaborare un piano alimentare equilibrato, che rispetti i tuoi obbiettivi di consumo, e sia stimolante da seguire. Ecco perché più avanti troverai un piano alimentare completo per introdurti alla dieta con successo. Il piano alimentare proposto suggerisce ricette semplici e veloci che anche i membri della famiglia non-keto adoreranno!

Ricette (per pigri)

COLAZIONE & SNACK

TORTINO ALLA VANIGLIA KETO

Tempo di preparazione: 3 minuti | Tempo di cottura: 1 minuto
Porzioni: 1 persona | Carboidrati Netti: 4.5 g

INGREDIENTI

- 1 cucchiaio di burro
- 2 cucchiai di formaggio cremoso intero
- 2 cucchiai di farina di cocco
- 1 cucchiaio di dolcificante granulare a scelta
- 1 cucchiaino di estratto di vaniglia
- ¼ di cucchiaino di lievito in polvere
- 1 uovo - dimensioni medie
- 6 fragole fresche

PREPARAZIONE

1. Metti il burro e il formaggio cremoso nella vaschetta scelta.
2. Cuocere al microonde su HIGH per 20 secondi.

3. Aggiungere la farina di cocco, il dolcificante, la vaniglia e il lievito. Mescolare bene. Aggiungere l'uovo. Mescolare di nuovo.
4. Raschiare i lati della vaschetta, poi aggiungere 6 fragole nell'impasto della torta.
5. Cuocere al microonde su HIGH per 1.20 minuti.

NOTE

- È possibile ridurre ulteriormente i carboidrati totali omettendo le fragole (1,5 carboidrati totali) per fare un semplice tortino alla vaniglia keto.
- Regolate i tempi di cottura al microonde in base alla potenza del vostro microonde.
- Il mio microonde è piuttosto potente e richiede solo 1 minuto, ma la maggior parte dei microonde standard potrebbe richiedere 1:20 come indicato nella ricetta.
- Nessun microonde? Nessun problema. Basta cuocere a 120° in un contenitore per cupcake o in una vaschetta per muffin per 12 minuti.

KETO MUFFIN AL CIOCCOLATO & NOCCIOLE

Tempo di preparazione: 10 minuti | Tempo di cottura: 20 minuti
Porzioni: 12 Muffin | Carboidrati Netti: 6 g

INGREDIENTI

- 360 g di farina di mandorle
- 120 ml di olio di cocco
- 4 uova grandi, sbattute
- 1/2 cucchiaino di noce moscata
- 1/4 di cucchiaino di chiodi di garofano
- 100 g di nocciole, tritate
- Dolcificante low carb a scelta (consigliamo la stevia), a piacere
- Un pizzico di sale
- 8 g di bicarbonato di sodio
- 80 g di cioccolato fondente al 100%, rotto a pezzetti

ISTRUZIONI

1. Preriscaldare il forno a 175 C.
2. Mescolate insieme la farina di mandorle, l'olio di cocco, le uova, la noce moscata, i chiodi di garofano, le nocciole tritate, il dolcificante, il sale e il bicarbonato.
3. Versare il composto in 12 teglie per muffin foderate o unte.

4. Mettete dei pezzetti di cioccolato nella parte superiore di ogni muffin, premendoli nell'impasto.
5. Cuocere per 18-20 minuti in modo che uno stuzzicadenti esca pulito quando lo si inserisce in un muffin.

MUFFIN AL MIRTILLO

Tempo di preparazione: 10 minuti | Tempo di cottura: 20 minuti
Porzioni: 6 Muffin | Carboidrati Netti: 3 g

INGREDIENTI

- 180 g di farina di mandorle
- 60 ml burro, sciolto
- 2 uova, sbattute
- Circa 24 mirtilli
- 1 cucchiaio da tavola (15 ml) di estratto di vaniglia
- Stevia, a piacere
- 1/2 cucchiaino (4 g) di bicarbonato di sodio
- Un pizzico di sale

ISTRUZIONI

1. Preriscaldare il forno a 175 C.
2. Sciogliere il burro in una ciotola. Aggiungere la farina di mandorle, uova, estratto di vaniglia, stevia, bicarbonato e sale. Mescolare bene il tutto.
3. Spezzettare delicatamente i mirtilli - puntare con un coltello affilato per far saltare la buccia. Mescolare i mirtilli nel composto.
4. Conservare 12 mirtilli da mettere in cima alla fine.

5. Foderate una teglia per muffin con dei pirottini o ungetela con burro. Versare il composto nella teglia per muffin (per circa 3/4). Mettere 2 mirtilli in cima ad ogni muffin.
6. Cuocere per 18-20 minuti fino a quando uno stuzzicadenti esce pulito quando lo si inserisce in un muffin.

KETO MINI FRITTATA

Tempo di preparazione: 10 minuti | Tempo di cottura: 30 minuti
Porzioni: 12 Mini-Frittate | Carboidrati Netti: 4 g

INGREDIENTI

- 7-8 lance di asparagi tritati
- 4 fette di pancetta, tagliate a dadini
- 2 cucchiai di cipolle tritate
- 8 uova, sbattute
- 120 ml di latte di cocco
- Sale e pepe a piacere

ISTRUZIONI

1. Preriscaldare il forno a 175 C.
2. Cuocere la pancetta a dadini in una padella.
3. Mescolare tutte le verdure tritate, la pancetta cotta, le uova sbattute e il latte di cocco in una grande ciotola.
4. Versare la pastella in tazze da muffin (fa 12 mini quiche).
5. Cuocere per 25-30 minuti fino a quando il centro dei muffin non è più liquido.

OMELETTE SPAGNOLA

Tempo di preparazione: 15 minuti | Tempo di cottura: 30 minuti
Porzioni: 4 persone | Carboidrati Netti: 8 g

INGREDIENTI

- 3 cucchiai di olio d'oliva, per cucinare
- 2 peperoni medi (240 g), tagliati a dadini
- 1 cipolla media, tagliata a dadini
- 1/2 testa di cavolfiore (300 g), tritata
- 8 uova medie, sbattute
- 60 ml di crema di cocco
- 4 cucchiai di prezzemolo, tritato
- Sale e pepe, a piacere

ISTRUZIONI

1. Preriscaldare il forno a 175 C.
2. Soffriggere il peperone e la cipolla con l'olio d'oliva. Condire con sale e pepe a piacere. Parboil le cimette di cavolfiore - bollire per 2 minuti e scolare immediatamente.
3. Mescolare le uova, il peperone, la cipolla, il cavolfiore, la crema di cocco e il prezzemolo in una terrina.
4. Versare il composto in una teglia unta di 23 cm per 23 cm.
5. Assicuratevi di spargere le verdure (specialmente il cavolfiore) con attenzione.

6. Infornare per 20 minuti fino a quando le uova sono morbide ma ben cotte.

FRITTELLE DI POLLO CON BACON

Tempo di preparazione: 10 minuti | Tempo di cottura: 20 minuti
Porzioni: 8 frittelle | Carboidrati Netti: 3 g

INGREDIENTI

- 2 petti di pollo
- 2 fette di pancetta, cotte e fatte in piccoli pezzi
- 1 uovo, sbattuto
- 2 cucchiaini di aglio in polvere
- 2 cucchiaini di cipolla in polvere
- Sale e pepe

ISTRUZIONI

1. Preriscaldare il forno a 220 C.
2. Mettere insieme tutti gli ingredienti.
3. Formare 12 polpette sottili dal composto di carne e mettere su una teglia foderata con un foglio di alluminio
4. Cuocere per 20 minuti.
5. Raffreddare e conservare in frigorifero o nel congelatore. Riscaldarle nella padella o nel microonde quando desiderate.

NOTA: Potete anche friggere le salsicce crude in padella invece di metterle in forno.

PANE ALLE ZUCCHINE

Tempo di preparazione: 15 minuti | Tempo di cottura: 50 minuti
Porzioni: 1 pagnotta (10 fette) | Carboidrati Netti: 3 g

INGREDIENTI

- 4 uova medie
- 1 zucchina grande, tagliuzzata
- 60 g di farina di mandorle
- 28 g di farina di cocco
- 8 cucchiai di olio di cocco (120 ml)
- 1 cucchiaino di lievito in polvere (2 g)
- 1 cucchiaino di estratto di vaniglia (5 ml)
- Un pizzico di sale

ISTRUZIONI

1. Preriscaldare il forno a 175 C
2. Mescolare tutti gli ingredienti in una grande ciotola.
3. Assicurati di togliere tutta l'umidità dalle zucchine.
4. Mettere il tutto in una teglia e cuocere in forno per 50 minuti.
5. Lasciate raffreddare e tagliate a fette.

KETO TOAST IN 10 MINUTI

Tempo di preparazione: 5 minuti | Tempo di cottura: 5 minuti
Porzioni: 2 persone | Carboidrati Netti: 3 g

INGREDIENTI

- 35 g di farina di mandorle
- 1/2 cucchiaino (1 g) di lievito in polvere
- un pizzico di sale
- 1 uovo, sbattuto
- 2 cucchiai e mezzo (37 ml) di burro sciolto

ISTRUZIONI

1. Preriscaldare il forno a 200 C.
2. Mettere tutti gli ingredienti del pane in una tazza e mescolare bene, fino a creare una pasta mediamente densa.
3. Mettere la tazza nel microonde e cuocere al massimo per 90 secondi.
4. Lasciate raffreddare la pasta per qualche minuto e poi tiratela fuori dalla tazza, tagliando la pagnottella in 4 fette.
5. Mettete le fette su una teglia e tostatele in forno per 4 minuti.
6. Gustate con un po' di burro in più.

UOVA IN AVOCADO

Tempo di preparazione: 5 minuti | Tempo di cottura: 12 minuti
Porzioni: 2 persone | Carboidrati Netti: 6 g

INGREDIENTI

- 1 avocado
- 2 tuorli d'uovo
- 2 cucchiaini di olio d'oliva o di cocco
- Sale e pepe e altri condimenti/spezie/erbe a piacere (la paprika affumicata si sposa bene con le uova)

ISTRUZIONI

1. Preriscaldare il forno a 200 C.
2. Tagliare l'avocado a metà e rimuovere il nocciolo.
3. Rompere le 2 uova in una ciotola.
4. Estrarre ogni tuorlo d'uovo e metterlo in una metà di avocado.
5. Versare 1 cucchiaino di olio d'oliva su ogni tuorlo nell'avocado.
6. Cuocere in forno per 12 minuti.
7. Cospargete di sale e pepe e di qualsiasi altra erba e spezia che vi piaccia.

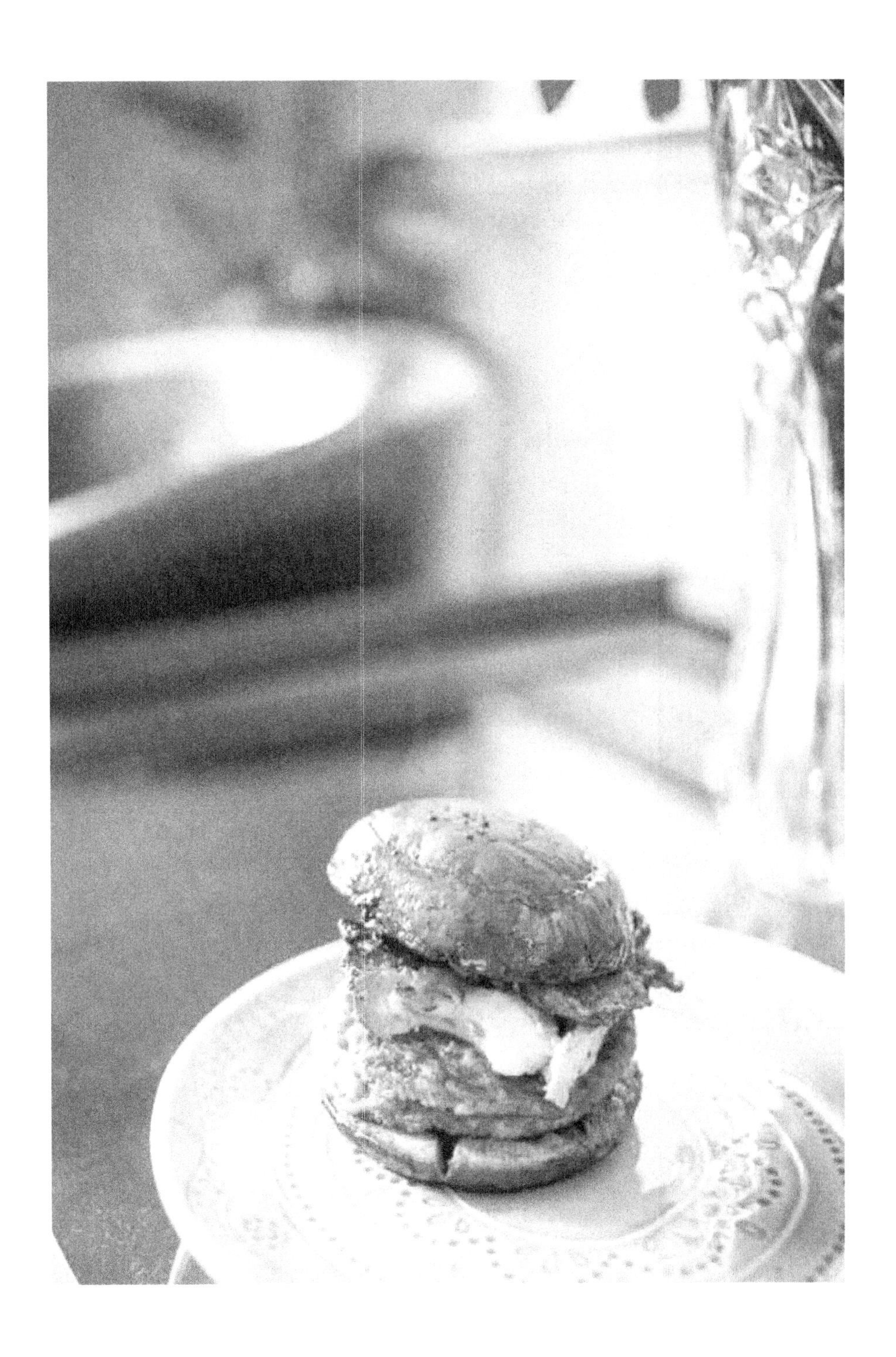

MINI SANDWICH KETO

Tempo di preparazione: 15 minuti | Tempo di cottura: 15 minuti
Porzioni: 2 mini sandwich | Carboidrati Netti: 5 g

INGREDIENTI

- 4 fette di pancetta
- 110 g di carne di maiale macinata
- 110 g di pollo macinato
- 1 uovo sbattuto
- 1 cucchiaino di sale
- 1/4 di cucchiaino di pepe nero
- 2 grandi funghi a cappello piatto (tipo portobello)
- 1 avocado, tagliato a fette

ISTRUZIONI

1. Cuocere la pancetta fino a renderla croccante. Lasciare il grasso nella padella.
2. Mescolare insieme il maiale macinato, pollo macinato, l'uovo, il sale e il pepe in una ciotola e formare 4 polpette schiacciate.
3. Soffriggere in padella le polpette schiacciate nel grasso della pancetta. Poi aggiungi in padella i funghi.
4. Componi la tua colazione keto usando il cappello dei funghi come pane negli hamburger, aggiungi 2 polpette schiacciate, quindi 3 fette di avocado, e in cima le fette di pancetta.

MUFFIN DI MELE & CANNELLA

Tempo di preparazione: 10 minuti | Tempo di cottura: 20 minuti
Porzioni: 12 muffin| Carboidrati Netti: 4 g

INGREDIENTI

- 180 g di farina di mandorle
- 120 ml di burro, sciolto
- 3 uova grandi, sbattute
- 3 cucchiai di cannella
- 1 cucchiaino di noce moscata
- 1/4 di cucchiaino di chiodi di garofano
- 60 ml di succo di mela
- 1 cucchiaino di succo di limone
- Stevia, a piacere
- 1 cucchiaino di bicarbonato di sodio

ISTRUZIONI

1. Preriscaldare il forno a 350 F (175 C).
2. Mescolare tutti gli ingredienti in una grande ciotola.
3. Versare in teglie per muffin (utilizzare teglie per muffin in silicone o ungere le teglie di metallo). Fa 12 muffin.
4. Cuocere per 18-20 minuti fino a quando uno stuzzicadenti esce pulito quando lo si inserisce in un muffin.

AVOCADO FRITTO AL LIMONE

Tempo di preparazione: 2 minuti | Tempo di cottura: 5 minuti
Porzioni: 2 persone | Carboidrati Netti: 1 g

INGREDIENTI

- 1 avocado maturo (non troppo morbido), tagliato a fette
- 1 cucchiaio di olio d'oliva
- 1 cucchiaio di succo di limone
- Sale a piacere

ISTRUZIONI

1. Aggiungere l'olio d'oliva in una padella. Mettere le fette di avocado nell'olio delicatamente.
2. Friggere le fette di avocado (girando delicatamente) in modo che tutti i lati siano leggermente dorati.
3. Spruzzare il succo di limone e il sale sulle fette e servire caldo.

INSALATONE

INSALATA DI TONNO AL LIMONE E PEPE NERO

Tempo di preparazione: 10 minuti | Tempo di cottura: 0 minuti
Porzioni: 1 persona | Carboidrati Netti: 11 g

INGREDIENTI

- 1/3 di cetriolo, tagliato a dadini piccoli
- 1/2 avocado piccolo, tagliato a dadini piccoli
- 1 cucchiaino di succo di limone
- 1 lattina (4-6 once o 100-150 g) di tonno
- 1 cucchiaio da tavola di maionese light
- 1 cucchiaio di senape
- Sale a piacere
- Insalata verde (opzionale)
- Pepe nero a piacere (opzionale)

ISTRUZIONI

1. Mescolare il cetriolo e l'avocado tagliati a dadini con il succo di limone.
2. Sfilacciate il tonno e mescolatelo con maionese e senape.
3. Aggiungere il tonno all'avocado e al cetriolo. Mettere sale.

4. Preparare l'insalata verde (opzionale: aggiungere olio d'oliva e succo di limone a piacere). Mettete l'insalata di tonno sopra l'insalata verde. Cospargere di pepe nero e servire.

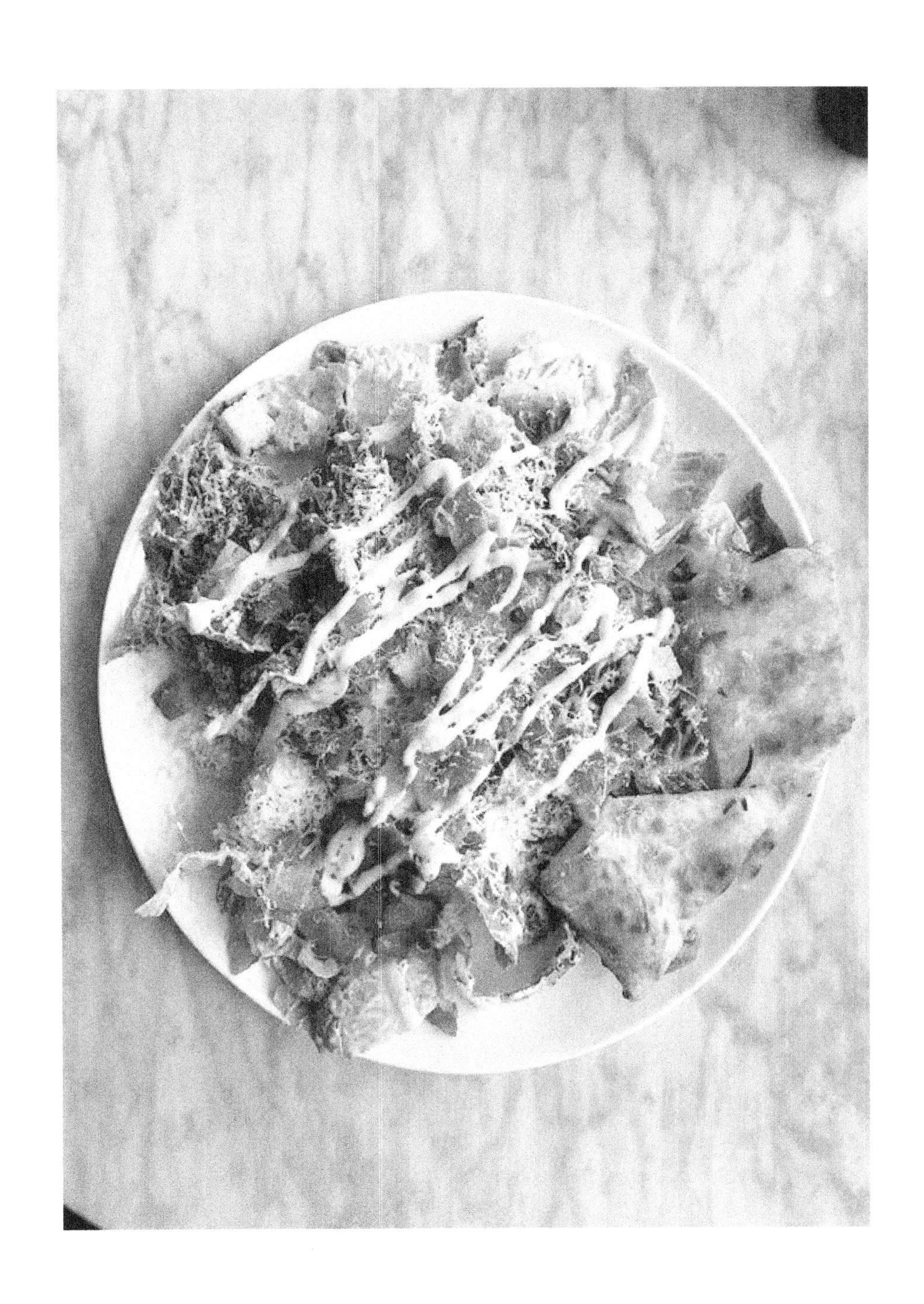

INSALATA CAESAR CON BACON & AVOCADO

Tempo di preparazione: 10 minuti | Tempo di cottura: 5 minuti
Porzioni: 2 persone | Carboidrati Netti: 15 g

INGREDIENTI

Per l'insalata:

- 4 fette di pancetta (112 g), tagliate a dadini
- 1 testa di lattuga romana (200 g), tritata
- 1/2 cetriolo (110 g), tagliato sottile
- 1/4 di cipolla media (28 g), tagliata sottile
- 1 avocado grande (200 g), affettato

Per il condimento Caesar:

- 60 ml di maionese
- 1 cucchiaio di succo di limone (15 ml)
- 1 cucchiaino di senape (5 ml)
- 1 cucchiaino di aglio in polvere (3,5 g)
- Sale e pepe, a piacere

ISTRUZIONI

1. Aggiungere la pancetta in una grande padella antiaderente a fuoco medio-alto e saltare fino a quando croccante, circa 5 minuti.

2. Togliere la pancetta dalla padella con un cucchiaio forato e mettere su un piatto foderato di carta assorbente per raffreddare.
3. In una piccola ciotola, sbattere per combinare la maionese, il succo di limone, la senape e l'aglio in polvere. Condire con sale e pepe, a piacere.
4. Mescolare il condimento Caesar rimanente con le foglie di lattuga romana. Aggiungere il cetriolo e la cipolla alla ciotola e mescolare.
5. Dividere l'insalata tra 2 piatti e coprire ogni insalata con quantità uguali di pancetta cotta e avocado affettato.

SUPER INSALATA DI UOVA

Tempo di preparazione: 0 minuti | Tempo di cottura: 25 minuti
Porzioni: 2 persone | Carboidrati Netti: 6 g

INGREDIENTI

- 4 uova sode, sbucciate
- 1/2 cucchiaio di senape (aggiungere altro a piacere)
- 1/2 cucchiaio di maionese (opzionale - vedi qui per una ricetta o qui per comprare questa maionese Paleo online)
- 1 cucchiaio da tavola di sottaceti tritati
- sale a piacere

ISTRUZIONI

1. Tagliare le uova sode in piccoli pezzi.
2. In una ciotola, combinare con la senape, la mayo e il sale. Mescolare bene.

INSALATA DI BROCCOLI E PANCETTA CON CIPOLLE & COCCO

Tempo di preparazione: 10 minuti | Tempo di cottura: 30 minuti
Porzioni: 6 | Carboidrati Netti: 8 g

INGREDIENTI

- 0.6 kg di cimette di broccoli
- 4 cipolle rosse piccole o 2 grandi, affettate
- 20 fette di pancetta, tagliate in piccoli pezzi
- Crema di cocco
- sale a piacere

ISTRUZIONI

1. Cuocere prima la pancetta e poi le cipolle nel grasso della pancetta.
2. Sbollentare le cimette di broccolo (o potete usarle crude o renderle più morbide facendole bollire).
3. Mescolare i pezzi di pancetta, le cipolle e le cimette di broccoli con la crema di cocco e sale a piacere.
4. Servire a temperatura ambiente.

INSALATA DI POLLO CON LIMONE E MIRTILLO

Tempo di preparazione: 10 minuti | Tempo di cottura: 10 minuti
Porzioni: 1 persona | Carboidrati Netti: 3 g

INGREDIENTI

- 10 mirtilli o altre bacche
- 1/4 di cipolla, affettata
- Sacchetto di foglie di insalata (circa 125 g)
- 1 petto di pollo, tagliato a dadini
- 30 ml di olio d'oliva
- Succo di limone fresco
- Sale e pepe

ISTRUZIONI

1. Soffriggere il petto di pollo a dadini in 2 cucchiai di olio d'oliva. Aggiungere sale e pepe a piacere.
2. Aggiungere il pollo cotto all'insalata con i mirtilli, le fette di cipolla, l'olio d'oliva e il succo di limone.

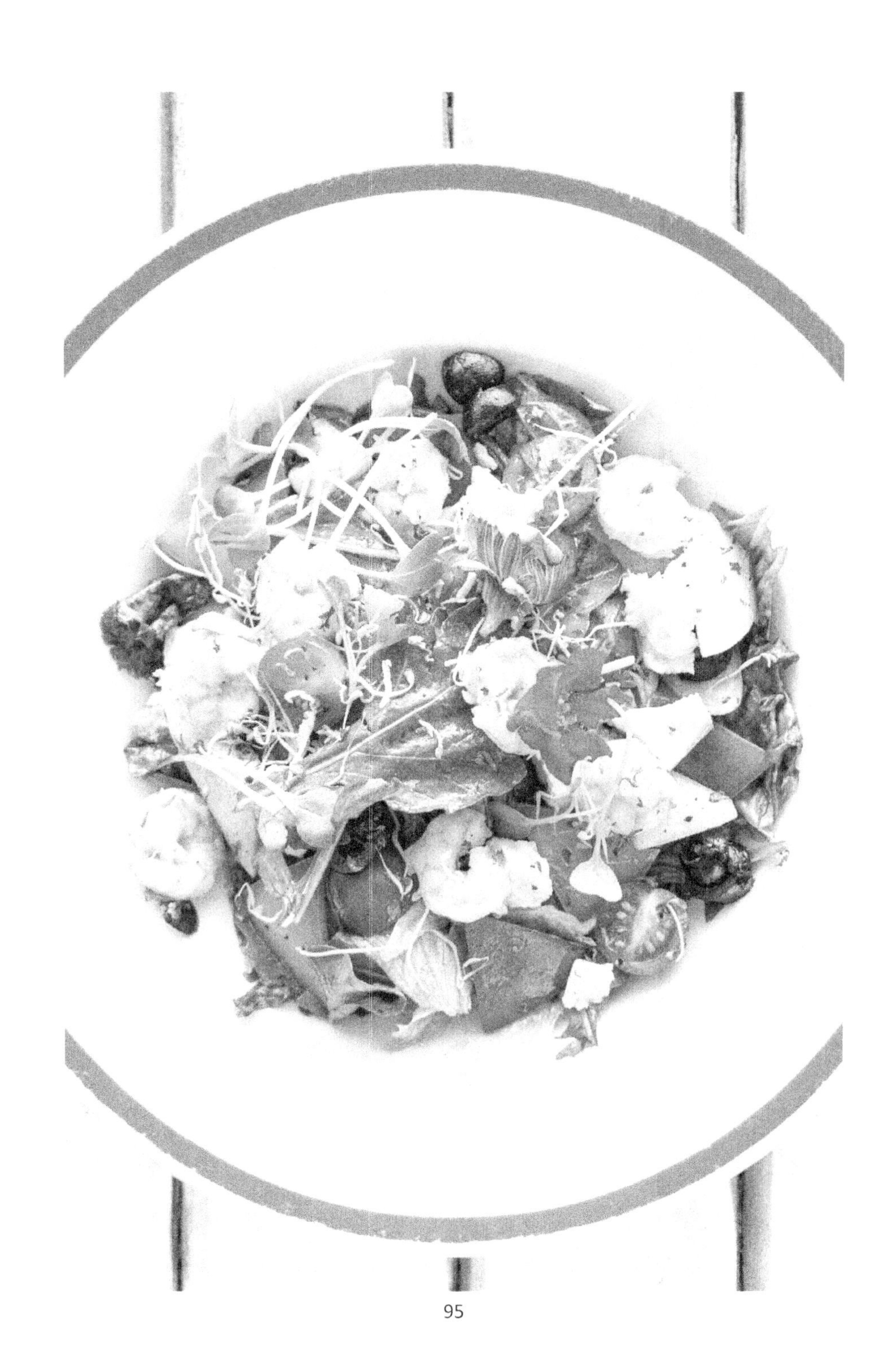

INSALATA CAESAR DI GAMBERI

Tempo di preparazione: 15 minuti | Tempo di cottura: 10 minuti
Porzioni: 4 persone | Carboidrati Netti: 7 g

INGREDIENTI

Per i gamberi:

- 4 etti di gamberi (senza guscio)
- 2 cucchiai di olio d'oliva
- 1 cucchiaio di succo di limone
- 3 cucchiai di aglio in polvere
- 1 cucchiaio di cipolla in polvere
- Sale e pepe

Per l'insalata:

- 1 testa di lattuga romana, tritata
- 1 cetriolo, tagliato a cubetti

Per il condimento:

- 1 cucchiaino di senape
- 1/4 di bicchiere di maionese light
- 1 cucchiaio di succo di limone fresco
- 2 cucchiaini di aglio in polvere
- Sale e pepe

Per guarnire:

- 1 cucchiaio di prezzemolo tritato
- 1 cucchiaio di mandorle affettate

ISTRUZIONI

1. Preriscaldare il forno a 200C°.
2. Mescolare i gamberi, l'olio d'oliva, il succo di limone, l'aglio, la cipolla in polvere, il sale e il pepe. Mettere i gamberi sulla teglia e arrostire per 10 minuti.
3. Per preparare il condimento dell'insalata, mescolare la maionese, la senape, il succo di limone, l'aglio in polvere, il sale e il pepe.
4. Mescolare il condimento con la lattuga tritata, il cetriolo tritato e i gamberi arrostiti. Guarnire con il prezzemolo tritato e le mandorle affettate.

INSALATA VELOCE DI CETRIOLI

Tempo di preparazione: 5 minuti | Tempo di cottura: 0 minuti
Porzioni: 2 persone | Carboidrati Netti: 1 g

INGREDIENTI

- 1 cetriolo (220 g), tagliato sottile
- 2 cucchiai di maionese
- 2 cucchiai di succo di limone (30 ml)
- Pepe nero appena macinato e sale, a piacere

ISTRUZIONI

1. Per fare l'insalata di cetrioli, mescolare insieme (in una piccola ciotola) le fette di cetriolo, la maionese e il succo di limone.
2. Aggiungere sale e pepe a piacere.

INSALATA DI AVOCADO

Tempo di preparazione: 5 minuti | Tempo di cottura: 0 minuti
Porzioni: 1 persona | Carboidrati Netti: 2 g

INGREDIENTI

- 1 avocado maturo
- 1 cucchiaio di olio extravergine d'oliva
- 1 cucchiaio di aceto balsamico
- sale a piacere

ISTRUZIONI

1. Tagliare a metà un avocado maturo.
2. Rimuovi il nocciolo, e usando un piccolo coltello segna attentamente ogni metà in cubetti. Poi usa un cucchiaio per estrarre l'avocado - ora sarà in bei cubetti.
3. Mescolare con olio extravergine di oliva, aceto balsamico e sale.

INSALATA DI POLLO, CAVOLFIORE E COUSCOUS

Tempo di preparazione: 10 minuti | Tempo di cottura: 10 minuti
Porzioni: 4 persone | Carboidrati Netti: 6 g

INGREDIENTI

- 1 etto di petto di pollo, tagliato a dadini piccoli e saltato in padella con olio d'oliva e sale
- 1 cavolfiore piccolo, rotto in cimette e lavorato in piccoli pezzi
- 1 cetriolo, tagliato a dadini piccoli
- 1 peperone rosso, tagliato a dadini piccoli
- 1 cucchiaio di succo di limone
- 2 cucchiai di olio d'oliva
- una manciata di prezzemolo fresco, tritato finemente
- 4 cipolle verdi, tritate finemente
- 2 cucchiaini di aglio in polvere
- 2 cucchiaini di cumino in polvere
- Sale e pepe a piacere

ISTRUZIONI

1. Mescolare tutti gli ingredienti.

CARNE

MANZO MACINATO SALTATO IN PADELLA

Tempo di preparazione: 10 minuti | Tempo di cottura: 15 minuti
Porzioni: 2 persone | Carboidrati Netti: 13 g

INGREDIENTI

- 1 libbra di manzo macinato
- 2 peperoni verdi, tagliati a dadini
- 3 pomodori medi, tagliati a dadini
- 1/2 cipolla, tagliata a dadini
- 2 spicchi d'aglio, tritati (opzionale)
- Una manciata di cilantro, tritato (facoltativo)
- 1 cucchiaino di salsa piccante (scegliere una salsa piccante senza zucchero)
- Sale e pepe a piacere
- Olio di cocco per cucinare

ISTRUZIONI

1. Metti 2 cucchiai di olio di cocco in una casseruola o padella.
2. Aggiungere il manzo macinato e cuocere a fuoco medio-alto fino a quando il manzo non è più rosso. Togliere dalla padella e mettere su un piatto.
3. Cuocere le cipolle, i peperoni e i pomodori nella stessa teglia (non versare il grasso nella padella) a fuoco medio per 5

minuti (mescolare spesso). Aggiungere di nuovo la carne macinata nella padella e continuare la cottura fino a quando le cipolle sono diventate traslucide e pomodori e peperoni sono morbidi.

4. Aggiungere la salsa piccante, l'aglio, il cilantro, il sale e il pepe e mescolare bene.

COSTOLETTE DI MAIALE ALLA SALSA DI MELE

Tempo di preparazione: 5 minuti | Tempo di cottura: 10 minuti
Porzioni: 2 persone | Carboidrati Netti: 5g

INGREDIENTI

- 2 braciole di maiale (320 g)
- 60 ml cucchiai di olio di cocco
- 60 ml cucchiai di salsa di mele
- 2 cucchiai di senape
- Sale e pepe nero appena macinato a piacere

ISTRUZIONI

1. Unire la salsa di mele e la senape in una piccola ciotola e mettere da parte.
2. Per un sapore extra, condire le braciole di maiale su entrambi i lati con sale e pepe nero appena macinato prima della cottura.
3. Scaldare l'olio di cocco a fuoco alto in una padella. Cuocere le braciole di maiale in modo che il grasso sui lati sia reso/cotto per primo. Usare le pinze per questo rende tutto molto più facile.
4. Cuocere ogni lato delle braciole di maiale per circa 3-4 minuti fino a quando sono dorate.

5. Per una cottura al sangue (questa è anche la temperatura interna minima raccomandata per la cottura della carne di maiale), la temperatura interna delle braciole di maiale dovrebbe essere di 63 C.
6. Assicuratevi che le braciole di maiale siano cotte a vostro piacimento (tagliatene un pezzo e controllate se non siete sicuri o non avete un termometro per la carne).

TACCHINO E VERDURE IN PADELLA

Tempo di preparazione: 10 minuti | Tempo di cottura: 15 minuti
Porzioni: 2 persone | Carboidrati Netti: 5g

INGREDIENTI

- 3 cucchiai di olio di oliva, per cucinare
- 3 etti di petti di tacchino, tagliati a dadini (o tacchino macinato)
- 4 fette di pancetta (112 g), tagliate a dadini
- 1/2 cipolla media (55 g), tagliata a dadini
- 3 asparagi (45 g), tritati
- 30 g di spinaci, tritati
- 4 cucchiaini di timo fresco (4 g), tritato
- Sale e pepe, a piacere

ISTRUZIONI

1. In una grande padella, far sciogliere l'olio di oliva a fuoco medio-alto. Aggiungere il tacchino e la pancetta alla padella e soffriggere fino a quando leggermente rosolato - circa 5 a 7 minuti.
2. Aggiungere la cipolla, gli asparagi, gli spinaci e il timo fresco alla padella. Soffriggere per altri 10 minuti fino a quando il tacchino e la pancetta sono cotti e le verdure sono morbide.
3. Condire con sale e pepe, a piacere.

FILETTO DI MAIALE IN PADELLA

Tempo di preparazione: 5 minuti | Tempo di cottura: 20 minuti
Porzioni: 2 persone | Carboidrati Netti: 2 g

INGREDIENTI

- 0,5 kg di filetto di maiale
- sale e pepe a piacere
- 1 cucchiaio di olio d'oliva

ISTRUZIONI

1. Tagliare il filetto di maiale a metà (per creare 2 metà uguali più corte).
2. Metti 1 cucchiaio di olio d'oliva in una padella a fuoco medio.
3. Dopo che l'olio si è distribuito, metti i 2 pezzi di filetto di maiale nella padella.
4. Lasciare la carne di maiale a cuocere sul suo lato. Una volta che quel lato è cotto, girare con le pinze per cuocere gli altri lati. Continuare a girare e cuocere fino a quando la carne di maiale sembra cotta su tutti i lati.
5. Cuocere tutti i lati del maiale fino a quando assume il colore dorato caratteristico. Il maiale continuerà a cuocere un po' dopo averlo tolto dalla padella.
6. Lasciate riposare la carne di maiale per qualche minuto e poi tagliatela a fette spesse con un coltello affilato.

SOFFRITTO DI MANZO ALLE ZUCCHINE CON AGLIO E CORIANDOLO

Tempo di preparazione: 5 minuti | Tempo di cottura: 10 minuti
Porzioni: 2 persone | Carboidrati Netti: 5 g

INGREDIENTI

- 300 g di manzo, tagliato a strisce di 1-2 pollici
- 1 zucchina (circa 300 g), tagliata in strisce sottili lunghe 1-2 pollici
- una manciata di coriandolo, tritata
- 3 spicchi d'aglio, tagliati a dadini o tritati
- 2 cucchiai di salsa tamari senza glutine
- olio d'oliva per cucinare

ISTRUZIONI

1. Mettere 2 cucchiai di olio d'oliva in una padella a fuoco alto.
2. Aggiungere le strisce di manzo nella padella e saltarle per qualche minuto a fuoco vivo.
3. Quando il manzo è rosolato, aggiungere le strisce di zucchine e continuare a saltare.
4. Quando le zucchine sono morbide, aggiungere la salsa tamari, l'aglio e il coriandolo.
5. Saltare ancora per qualche minuto e servire immediatamente.

ROAST BEEF CON CAROTE E CIPOLLE

Tempo di preparazione: 10 minuti | Tempo di cottura: 60 minuti
Porzioni: 4 persone | Carboidrati Netti: 6 g

INGREDIENTI

- 900 g di manzo tondo
- 2 carote sbucciate e tritate grossolanamente
- 3/4 di cipolla media (circa 83 g), sbucciata e tritata grossolanamente
- 6 spicchi d'aglio, sbucciati e leggermente schiacciati
- 4 cucchiai di olio d'oliva (60 ml)
- 1 rametto di rosmarino
- 1 rametto di timo
- Sale e pepe, a piacere

ISTRUZIONI

1. Preriscaldare il forno a 200 C
2. Mettere le carote, la cipolla e l'aglio con olio d'oliva, un po' di rosmarino, timo e sale. Mettere al centro di una teglia da forno.
3. Spalmare l'olio d'oliva, il resto del rosmarino, del timo e sale sul manzo e disporlo sopra le verdure.
4. Cuocere per 1 ora.

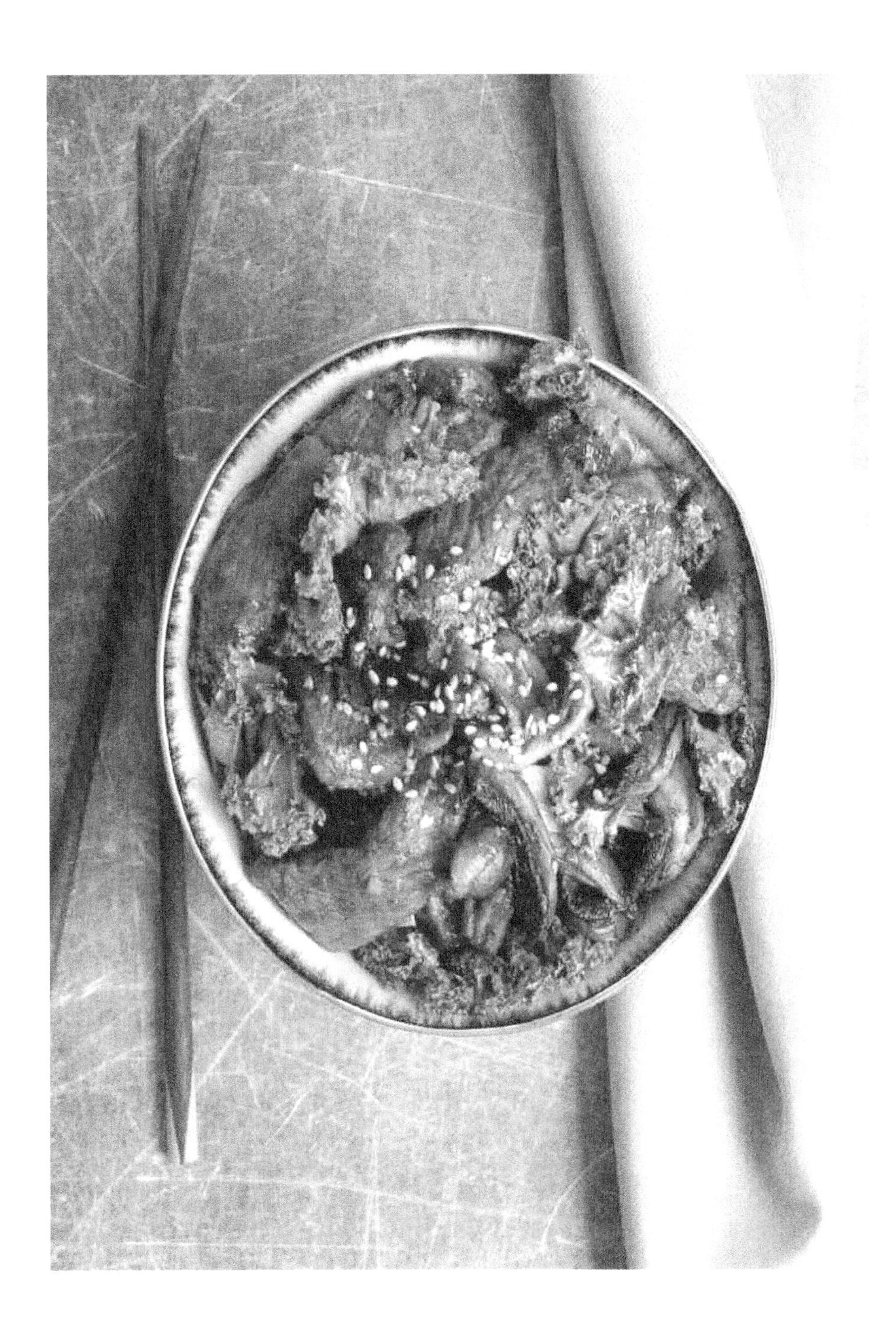

MANZO TERIYAKI CON SESAMO & CAVOLI

Tempo di preparazione: 10 minuti | Tempo di cottura: 10 minuti
Porzioni: 2 persone | Carboidrati Netti: 9 g

INGREDIENTI

- 30 ml di salsa tamari senza glutine
- 15 ml di succo di mela
- 6 g di spicchi d'aglio, tritati
- 4 g di zenzero fresco, tritato
- 2 bistecche di controfiletto di manzo (400 g circa), affettate
- 1 cucchiaio di semi di sesamo
- 1 cucchiaino di olio di sesamo
- 2 cucchiai di olio di avocado
- 100 g di funghi bianchi a bottone, affettati
- 56 g di cavolo riccio
- Sale & pepe

ISTRUZIONI

1. Sbattere la salsa tamari, la salsa di mele, l'aglio e lo zenzero in una ciotola. Aggiungete la lombata affettata e lasciate marinare mentre preparate gli altri ingredienti.
2. Tostare i semi di sesamo in una padella calda e asciutta fino a quando sono dorati. Toglieteli e metteteli da parte.

3. Scaldate l'olio di avocado in un grande wok o padella e aggiungete i funghi, cuocendoli fino a caramellarli. Aggiungere le fette di bistecca e la marinata e friggere per 2-3 minuti, aggiungendo il cavolo verso la fine, mescolando nel composto per farlo appassire delicatamente.
4. Aggiungere l'olio di sesamo e regolare di sale e pepe.
5. Servire su riso al cavolfiore cotto, se si desidera, e coprire con semi di sesamo tostati.

POLLO CON FUNGHI & CAVOLO ROMANO

Tempo di preparazione: 10 minuti | Tempo di cottura: 40 minuti
Porzioni: 4 persone | Carboidrati Netti: 7 g

INGREDIENTI

- 4 cucchiai di olio di oliva (30 ml)
- 8 cosce di pollo (con la pelle) (1,2 kg)
- 1 cipolla media (100 g), sbucciata e tagliata sottile
- 3 spicchi d'aglio (9 g), sbucciati e tritati
- 2 cucchiai di rosmarino fresco (6 g), tritato
- 30 funghi bianchi a bottone (300 g), dimezzati
- 2 once di cavolo riccio (56 g)
- Sale & pepe nero appena macinato
- Rametti di rosmarino per guarnire (opzionale)

ISTRUZIONI

1. Preriscaldare il forno a 350°F (180°C).
2. Aggiungi l'olio in una padella e fai rosolare le cosce di pollo con la pelle verso il basso fino a quando sono dorate e croccanti, poi gira le cosce e cuoci l'altro lato per un minuto o due.
3. Il pollo non è ancora cotto, ma sarà finito nel forno. Togliere con cura dalla padella e mettere in una pirofila.

4. Con l'olio rimasto nella padella, cuocere le cipolle affettate, l'aglio e il rosmarino e cuocere a fuoco basso-moderato per ammorbidire completamente le cipolle.
5. Alzate la fiamma e continuate a cuocere le cipolle per qualche altro minuto fino a che non diventino marmellate. Aggiungere i funghi nella padella per qualche minuto.
6. Versare i funghi e le cipolle in confettura nella teglia intorno ai pezzi di pollo e mettere la pirofila in forno per 20 minuti.
7. Nel frattempo, saltate il cavolo in un altro po' di olio d'oliva.
8. Dopo 20 minuti, aumentare la temperatura del forno a 200 C° e togliere la teglia dal forno mentre si riscalda. Spargete il cavolo oliato dentro e intorno al piatto, poi rimettete il piatto in forno per altri 5 minuti.
9. Condire con sale e pepe nero appena macinato, così come altri rametti di rosmarino, poi servire in tavola e ognuno si serva da sè!

KETO CHILI FACILE

Tempo di preparazione: 15 minuti | Tempo di cottura: 60 minuti
Porzioni: 4 persone | Carboidrati Netti: 11 g

INGREDIENTI

- 3 cucchiai di olio d'oliva, per cucinare
- 1 cipolla media, sbucciata e tritata
- 2 peperoni medi (240 g), tagliati a dadini
- 10 funghi bianchi a bottone (100 g), tritati
- 4 etti di manzo macinato
- 1 cucchiaino di pepe di Caienna
- 2 cucchiaini di cumino in polvere
- 1 cucchiaino di coriandolo in polvere
- 400 g di pomodori a cubetti
- 480 ml di brodo di manzo
- 3 spicchi d'aglio, pelati e tritati
- Sale e pepe nero appena macinato
- Prezzemolo tritato, per guarnire

ISTRUZIONI

1. In una pentola grande, aggiungere l'olio d'oliva e soffriggere le cipolle, i peperoni e i funghi fino a quando non sono leggermente caramellati.

2. Poi aggiungere il manzo macinato e tutte le spezie e cuocere fino a quando il manzo è rosolato.
3. Aggiungere i pomodori e il brodo di manzo e portare a ebollizione, poi ridurre a fuoco lento. Cuocere a fuoco lento, parzialmente coperto con un coperchio per 45-50 minuti. Verso la fine, se la miscela è troppo liquida, togliete il coperchio e aumentate il fuoco a fiamma moderata.
4. Aggiungere l'aglio tritato, assaggiare e condire di conseguenza con sale e pepe nero appena macinato e servire guarnendo con prezzemolo tritato.

SOFFRITTO DI MAIALE E ANACARDI

Tempo di preparazione: 5 minuti | Tempo di cottura: 10 minuti
Porzioni: 2 persone | Carboidrati Netti: 7 g

INGREDIENTI

- 2 etti di filetto di maiale, tagliato sottile
- 1 uovo, sbattuto
- 1 peperone, tagliato a dadini
- 1 cipolla verde, tagliata a dadini
- 40 g di anacardi
- 1 cucchiaio da tavola (5 g) di zenzero fresco, grattugiato
- 3 spicchi d'aglio, tritati
- 1 cucchiaino (5 ml) di olio di peperoncino cinese (opzionale)
- 1 cucchiaio da tavola (15 ml) di olio di sesamo (facoltativo)
- 2 cucchiai da tavola (30 ml) di salsa tamari senza glutine o aminoacidi di cocco
- Sale a piacere
- Olio d'oliva per cucinare

ISTRUZIONI

1. Mettere l'olio d'oliva in una padella e cuocere l'uovo sbattuto. Mettilo da parte su un piatto.
2. Aggiungere altro olio d'oliva nella padella e cuocere la carne di maiale. Poi aggiungere il pepe, la cipolla e gli anacardi.

Saltare fino a quando la carne di maiale è completamente cotta, poi aggiungere di nuovo l'uovo cotto. Poi aggiungere lo zenzero, l'aglio, l'olio di peperoncino, l'olio di sesamo, la salsa tamari e sale a piacere.

SAUTÉ DI POLLO PICCANTE & AVOCADO

Tempo di preparazione: 10 minuti | Tempo di cottura: 15 minuti
Porzioni: 2 persone | Carboidrati Netti: 4 g

INGREDIENTI

- 2 petti di pollo, tagliati a dadini
- 2 cucchiai da tavola di aglio in polvere
- 1 cucchiaio da tavola di cipolla in polvere
- 1 cucchiaino di peperoncino in polvere
- 2 cucchiaini di sale
- Un pizzico di pepe nero
- 1 avocado, togliere il nocciolo, togliere la buccia e tagliare a dadini
- 1 peperone verde, tagliato a dadini
- 2 cucchiai (30 ml) di olio d'oliva
- 1 cucchiaino (5 ml) di senape
- Sale e pepe a piacere
- Olio di cocco per cuocere il pollo

ISTRUZIONI

1. Mescolare le spezie (aglio in polvere, cipolla in polvere, peperoncino in polvere, sale e pepe nero).
2. Aggiungere i pezzi di petto di pollo a cubetti alle spezie e strofinare le spezie nei pezzi di pollo.

3. Soffriggere i pezzi di pollo strofinati con le spezie in 1 cucchiaio di olio di cocco a fuoco medio.
4. Quando il pollo è cotto, metterlo su un piatto a raffreddare per 10 minuti.
5. Poi, mettere i pezzi di pollo insieme all'avocado tagliato a dadini e al peperone tagliato a dadini in una ciotola e mescolare delicatamente con olio d'oliva, senape e altro sale e pepe a piacere.

POLLO AL CAVOLFIORE & BROCCOLI

Tempo di preparazione: 15 minuti | Tempo di cottura: 60 minuti
Porzioni: 6 persone | Carboidrati Netti: 9 g

INGREDIENTI

- 2 petti di pollo (400 g), tagliati a dadini
- 1 testa di cavolfiore (600 g), rotta in piccole cimette
- 1 testa di broccoli (450 g), tagliata in piccole cimette
- 1/2 cipolla media, tagliata a dadini
- 3 cucchiai di timo fresco, tritato
- 2 cucchiai di prezzemolo fresco, tritato
- 1 cucchiaio di aglio in polvere
- 4 funghi bianchi a bottone (40 g), affettati
- 240 ml di crema di cocco
- 2 cucchiai di burro, sciolto
- 4 cucchiai di olio d'oliva per cuocere il pollo
- Sale e pepe, a piacere

ISTRUZIONI

1. Preriscaldare il forno a 350 F (175 C).
2. Cuocere il petto di pollo nell'olio d'oliva in una padella. Condire con il sale.
3. Aggiungere tutto in una grande teglia (mettere il burro sul fondo).
4. Cuocere scoperto per 1 ora.

POLLO AL PEPE SALTATO IN PADELLA

Tempo di preparazione: 5 minuti | Tempo di cottura: 10 minuti
Porzioni: 2 persone | Carboidrati Netti: 7 g

INGREDIENTI

- 2 peperoni, affettati
- 2 petti di pollo cotti e tagliuzzati
- 1 cucchiaio di salsa di soia senza glutine
- 1/4 di cucchiaino di peperoncino in polvere
- Sale e pepe a piacere
- 1 cucchiaio di olio d'oliva per la cottura

ISTRUZIONI

1. Aggiungere 1 cucchiaio di olio d'oliva in una padella a fuoco medio.
2. Mettere i peperoni affettati nella padella.
3. Dopo che i peperoni si ammorbidiscono, aggiungere la carne di pollo cotta.
4. Aggiungere la salsa di soia o l'aminoacido di cocco, il peperoncino in polvere, il sale e il pepe.
5. Mescolare bene e soffriggere per qualche altro minuto.

TORTA SALATA CON CARNE E VERDURE

Tempo di preparazione: 15 minuti | Tempo di cottura: 45 minuti
Porzioni: 4 persone | Carboidrati Netti: 13 g

INGREDIENTI

- 1 testa di cavolfiore (600 g), rotta in cimette
- 2 cucchiai di burro, sciolto
- 60 ml di olio d'oliva, per cuocere il manzo
- 1 cipolla media, tagliata finemente
- 6 etti di manzo macinato
- 2 carote, grattugiate
- 2 cucchiai di prezzemolo fresco, tritato finemente
- Sale e pepe, a piacere
- Manciata di noci e semi tritati, per guarnire (opzionale)

ISTRUZIONI

1. Preriscaldare il forno a 175 C.
2. Cuocere a vapore il cavolfiore fino a quando è tenero come una forchetta, circa 5-10 minuti (a seconda della dimensione delle cimette). Scolare bene.
3. In un robot da cucina o in un frullatore, combinare il cavolfiore con il ghee. Salare a piacere. Mettere da parte.
4. Nel frattempo, aggiungere l'olio d'oliva in una grande padella a fuoco medio-alto. Aggiungere la cipolla e soffriggere fino a quando è traslucida, circa 4 o 5 minuti.

5. Aggiungere la carne macinata e le carote alla padella. Saltare fino a quando la carne macinata è rosolata, circa 8-10 minuti.
6. Aggiungere il prezzemolo alla padella, mescolando bene per combinare. Condire con sale e pepe, a piacere.
7. Mettere il composto di manzo sul fondo di una teglia unta con del burro. Mettere il purè di cavolfiore sopra il composto di manzo.
8. Mettere la teglia nel forno e cuocere per 30 minuti.
9. Togliere dal forno e lasciare raffreddare leggermente prima di servire.

STUFATO DI MAIALE E CAVOLI ONE-POT

Tempo di preparazione: 10 minuti | Tempo di cottura: 120 minuti
Porzioni: 4 persone | Carboidrati Netti: 12 g

INGREDIENTI

- 450 g di spalla o lonza di maiale disossata, tagliata a cubetti
- 3 tazze di acqua fredda
- 1 testa di cavolo, tritata
- 1 cipolla o porro, tritati
- Un grosso pezzo di zenzero fresco, tagliato a fette grandi
- 1 cucchiaio di aceto di sidro di mele
- Sale a piacere
- Olio d'oliva per cuocere la carne di maiale

ISTRUZIONI

1. Mettere 2 cucchiai di olio d'oliva in una grande pentola.
2. Aggiungere la carne di maiale tagliata a cubetti e soffriggere a fuoco alto fino a quando la carne di maiale è quasi cotta.
3. Aggiungere il porro tritato, il cavolo, lo zenzero, l'aceto di sidro di mele, 2 cucchiaini di sale e 3 tazze di acqua fredda.
4. Mettere il coperchio sulla pentola e cuocere a fuoco medio per 2 ore. Controllare regolarmente che l'acqua non si esaurisca - se lo fa, aggiungerne un po' di più.
5. Aggiungere sale a piacere e servire. Potete togliere le fette di zenzero o mangiarle per una maggiore nutrizione.

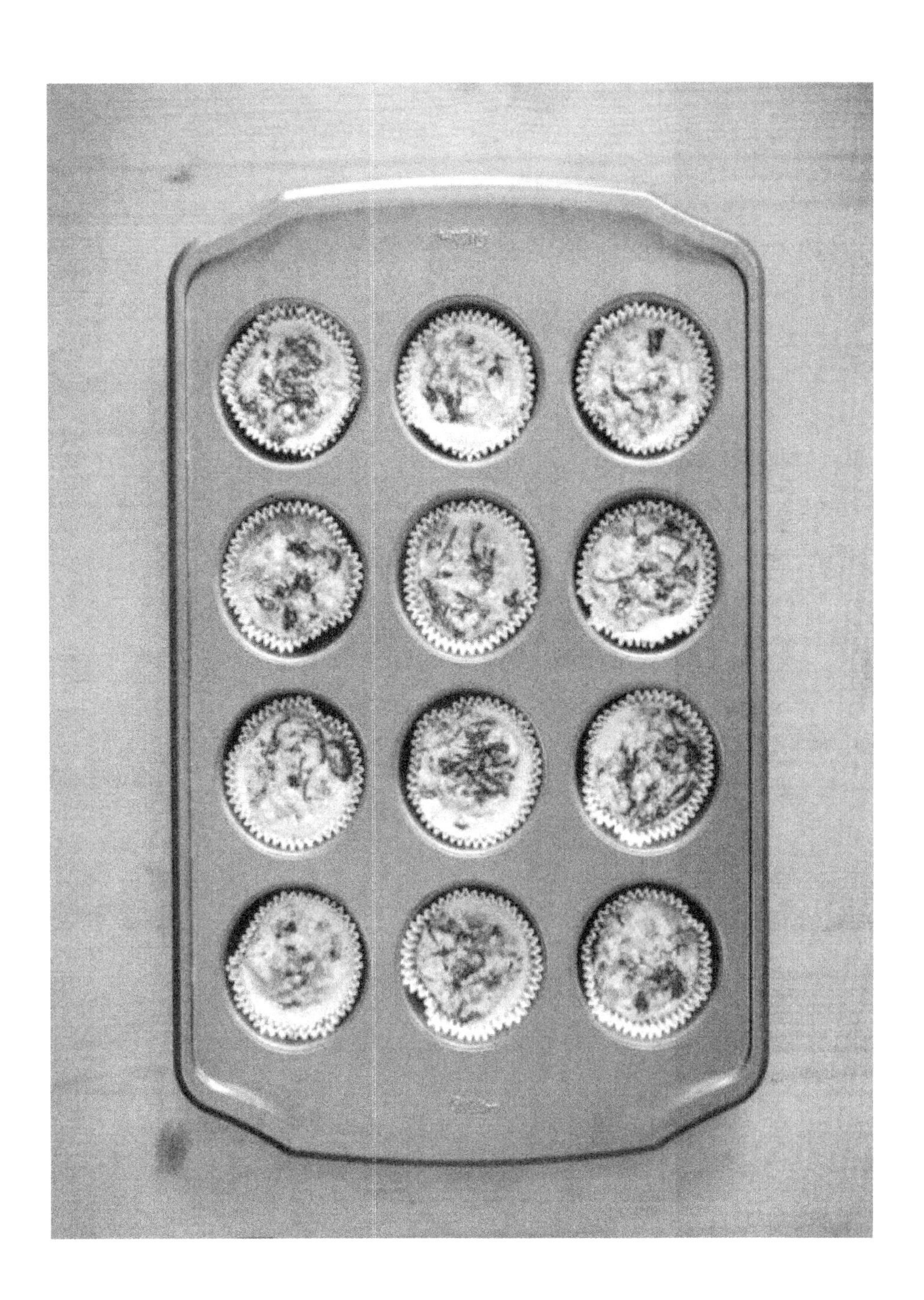

TORTINI DI CARNE & SPINACI

Tempo di preparazione: 5 minuti | Tempo di cottura: 20 minuti
Porzioni: 12 Tortini | Carboidrati Netti: 7 g

INGREDIENTI

- 115 g di carne di maiale o di tacchino macinata
- 115 g di manzo macinato
- 1/2 cipolla piccola, tagliata a dadini
- 2 spicchi d'aglio, tritati
- 140 g di spinaci freschi, tritati piccoli
- 4 uova, sbattute
- 2 cucchiai di condimento italiano
- 1/2 cucchiaio di sale
- 1/2 cucchiaino di pepe nero
- 80 ml di latte di mandorla o di cocco
- olio d'oliva per friggere

ISTRUZIONI

1. Preriscaldare il forno a 400 F (200 C).
2. Saltare la carne, le cipolle tagliate a dadini e l'aglio in 1 cucchiaio di olio d'oliva. Quando la carne è cotta, aggiungere gli spinaci tritati e saltare per 1-2 minuti.
3. Mettete dei pirottini in una teglia per muffin da 12 scomparti.

4. In una grande ciotola, combinare il sauté con le uova sbattute, il condimento italiano, il sale, il pepe nero e il latte di mandorla o di cocco.
5. Dividere il composto tra le 12 coppette da muffin.
6. Cuocere per 10 minuti fino a quando ogni muffin è abbastanza solido. Cuocere più a lungo se i muffin sono ancora liquidi.

POLLO FACILE AROMATIZZATO

Tempo di preparazione: 10 minuti | Tempo di cottura: 20 minuti
Porzioni: 6 persone | Carboidrati Netti: 8 g

INGREDIENTI

- 4 petti di pollo (800 g), tagliati a fettine
- 1 cipolla media, affettata
- 2 carote (100 g), grattugiate
- 1 porro (90 g), affettato
- 4 cucchiai di olio d'oliva per cucinare
- Sale e pepe, a piacere

ISTRUZIONI

1. Aggiungere il petto di pollo tagliato a dadini all'olio d'oliva e soffriggere fino a cottura.
2. Condire con sale e pepe, a piacere.
3. Aggiungere altro olio d'oliva alla padella se necessario e cuocere le verdure fino a quando sono tenere.
4. Aggiungere di nuovo il pollo.

POLLO SALTATO AL BASILICO

Tempo di preparazione: 10 minuti | Tempo di cottura: 15 minuti
Porzioni: 2 persone | Carboidrati Netti: 3 g

INGREDIENTI

- 1 petto di pollo (circa 225 g), macinato o tagliato molto piccolo
- 2 spicchi d'aglio, tritati o tagliati finemente a dadini
- 1 peperoncino, tagliato a dadini (opzionale)
- 1 mazzo di foglie di basilico, tritato finemente
- 30 ml di acqua
- 1 cucchiaio da tavola (15 ml) di salsa tamari senza glutine
- 1 cucchiaio da tavola (15 ml) di olio d'oliva per la cottura
- Sale a piacere

ISTRUZIONI

1. Aggiungere 1 cucchiaio di olio d'oliva in una padella e aggiungere l'aglio tritato. Quando l'aglio ha iniziato a ingiallire, aggiungi il peperoncino opzionale a cubetti.
2. Poi aggiungere il pollo tritato.
3. Aggiungere l'acqua e cuocere fino a quando il pollo è cotto.
4. Aggiungere alla padella la salsa tamari e il sale a piacere.
5. Infine, aggiungere le foglie di basilico e mescolare.

POLPETTE IN ZUPPA CINESE

Tempo di preparazione: 15 minuti | Tempo di cottura: 15 minuti
Porzioni: 4 persone | Carboidrati Netti: 7 g

INGREDIENTI

- 2 etti di carne macinata di vostra scelta (può anche essere un mix di diversi - ho usato 1 etto di maiale con 1 etto di manzo)
- 1/4 di prezzemolo, tritato
- 5 spicchi d'aglio, tritati
- 2 cucchiai di timo fresco
- 1/2 - 1 cucchiaio di sale
- 1 cucchiaino di pepe nero
- 1 uovo, sbattuto
- 1/4 di coriandolo, tritato
- 1 cucchiaino di zenzero fresco, grattugiato
- 1 quarto di brodo di pollo

ISTRUZIONI

1. Versare il brodo in una grande pentola e metterlo su un fuoco basso per iniziare a sobbollire. Aggiungere lo zenzero grattugiato.
2. Nel frattempo, in una ciotola, mescolare insieme la carne macinata, prezzemolo, aglio, timo, sale, pepe e uovo.
3. Formare circa 20 polpette con le mani e metterle nella pentola di brodo.

4. Fate bollire per 10-15 minuti (potete tagliarne una a metà per controllare che sia pronta).
5. Aggiungere il coriandolo e sale a piacere.

FAJITAS SUPER SEMPLICI

Tempo di preparazione: 5 minuti | Tempo di cottura: 15 minuti
Porzioni: 2 persone | Carboidrati Netti: 6 g

INGREDIENTI

- 1 cipolla piccola, affettata
- 1 peperone, affettato
- 4 etti e mezzo di manzo (scegliere una bistecca di vostra scelta), affettati
- 1 cucchiaio da tavola di cumino in polvere
- 1 cucchiaio da tavola di aglio in polvere
- 1 cucchiaio da tavola di cipolla in polvere
- Un pizzico di peperoncino in polvere
- 1 cucchiaio da tavola di coriandolo, finemente tagliato a dadini (opzionale)
- Sale e pepe a piacere
- Foglie di lattuga romana (opzionale)

ISTRUZIONI

1. Tagliare i peperoni, le cipolle e la bistecca in lunghe strisce.
2. Aggiungere un po' d'olio in una padella e friggere le cipolle e i peperoni. Se stai usando la bistecca cruda, allora friggila separatamente.
3. Una volta che le cipolle diventano traslucide, aggiungete le strisce di manzo.

4. Aggiungere le spezie, il condimento, il coriandolo e il sale a piacere.
5. Saltate per qualche altro minuto e poi mangiate immediatamente.

COSCE DI POLLO CROCCANTI CON 3 INGREDIENTI

Tempo di preparazione: 5 minuti | Tempo di cottura: 40 minuti
Porzioni: 4 persone | Carboidrati Netti: 2 g

INGREDIENTI

- 12 cosce di pollo (con la pelle)
- 4 cucchiai di olio d'oliva (60 ml)
- 2 cucchiai di sale (30 g)

ISTRUZIONI

1. Preriscaldare il forno a 230C
2. Strofina il sale su ogni coscia di pollo e disponi su una teglia unta. Assicurati che le cosce non si tocchino l'una con l'altra sulla teglia. Versare l'olio d'oliva sulle cosce di pollo.
3. Infornare per 40 minuti fino a quando la pelle è croccante.

PESCE & FRUTTI DI MARE

SALMONE AGLIO & BURRO CON ASPARAGI E ZENZERO

Tempo di preparazione: 10 minuti | Tempo di cottura: 30 minuti
Porzioni: 2 persone | Carboidrati Netti: 6 g

INGREDIENTI

Per il salmone:

- 2 filetti di salmone (con la pelle), freschi o congelati (340 g)
- 1 cucchiaio di burro
- 4 spicchi d'aglio, tritati
- 2 cucchiaini di succo di limone
- Sale a piacere
- Fette di limone per servire

Per il soffritto di porri e asparagi allo zenzero:

- 10 lance di asparagi (160 g), tagliate in piccoli pezzi
- 1 porro (90 g), tagliato in piccoli pezzi
- 2 cucchiaini di zenzero in polvere (o usare lo zenzero fresco finemente tagliato a dadini se lo avete a disposizione)
- olio d'oliva per saltare in padella
- 1 cucchiaio di succo di limone
- Sale a piacere

ISTRUZIONI

1. Preriscaldare il forno a 200 C.

2. Mettere ogni filetto di salmone su un pezzo di foglio di alluminio o carta pergamena.
3. Distribuire il burro, il succo di limone, l'aglio tritato tra i due filetti - mettere tutto sopra il salmone. Cospargere con un po' di sale. Poi avvolgere il salmone nella pellicola e metterlo in forno.
4. Aprire la pellicola dopo 10 minuti nel forno e poi cuocere per altri 10 minuti.
5. Mentre il salmone sta cuocendo, mettete 1-2 cucchiai di olio d'oliva in una padella e saltate gli asparagi e il porro tritati a fuoco alto. Saltare per 10 minuti e poi aggiungere lo zenzero in polvere, il succo di limone e il sale a piacere. Saltare ancora per 1 minuto.
6. Servire dividendo il soffritto tra 2 piatti e mettendo un filetto di salmone su ognuno.

GAMBERI CON CETRIOLO ALLO ZENZERO

Tempo di preparazione: 5 minuti | Tempo di cottura: 10 minuti
Porzioni: 1 persona | Carboidrati Netti: 2 g

INGREDIENTI

- 1 cetriolo grande, sbucciato e tagliato a fette rotonde da 1/2 pollice
- 10-15 gamberi/gamberi grandi
- 1 cucchiaino di zenzero fresco, grattugiato
- sale e pepe a piacere
- olio di oliva per cucinare

ISTRUZIONI

1. Metti 1 cucchiaio di olio di oliva in una padella a fuoco medio.
2. Aggiungere lo zenzero e il cetriolo e soffriggere per 2-3 minuti.
3. Aggiungere i gamberetti e cuocere fino a quando diventano rosa e non sono più traslucidi.
4. Aggiungere sale a piacere e servire.

SALMONE AL CURRY IN BRODO

Tempo di preparazione: 10 minuti | Tempo di cottura: 15 minuti
Porzioni: 2 persone | Carboidrati Netti: 10 g

INGREDIENTI

- 1/2 cipolla media, tritata finemente
- 200 g di fagiolini, tagliati a dadini
- 10 g di curry in polvere
- 1 cucchiaino (3 g) di aglio in polvere
- 480 ml di brodo di ossa
- 450 g di salmone crudo, tagliato a dadini
- 30 ml di olio di oliva, per cucinare
- Sale e pepe, a piacere
- 2 cucchiai di basilico, tritato, per guarnire

ISTRUZIONI

1. Cuocere la cipolla tagliata a dadini nell'olio di cocco fino a renderla traslucida.
2. Aggiungere i fagiolini e saltare ancora per qualche minuto.
3. Aggiungere il brodo o l'acqua e portare a ebollizione.
4. Aggiungere il curry in polvere, l'aglio in polvere e il salmone.
5. Aggiungere l'olio di oliva e cuocere a fuoco lento fino a quando il salmone è cotto (3-5 minuti).

6. Aggiungere sale e pepe a piacere e servire con il basilico tritato.

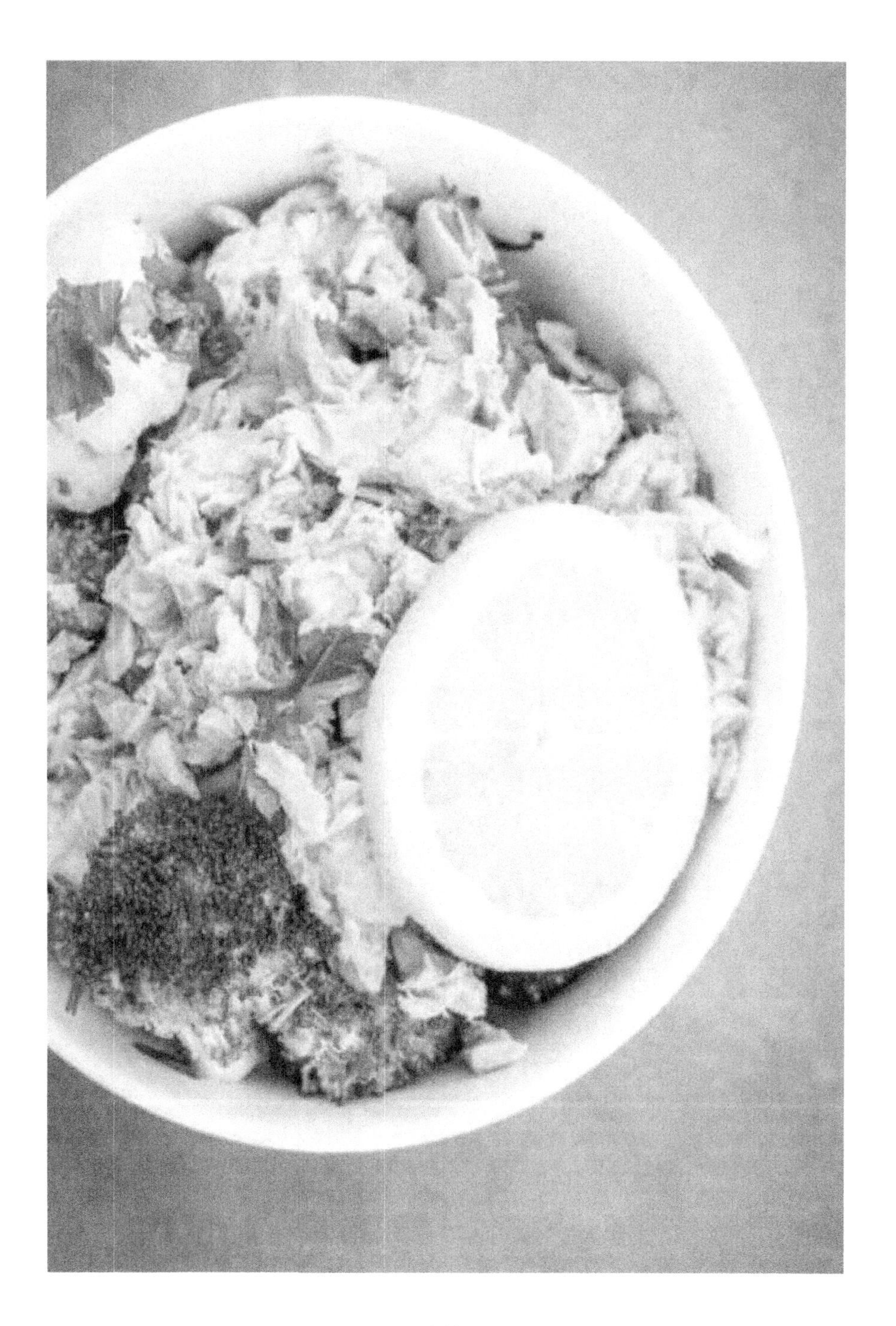

BOWL DI TONNO CON BROCCOLI E CAVOLFIORE ARROSTITO

Tempo di preparazione: 5 minuti | Tempo di cottura: 20 minuti
Porzioni: 4 persone | Carboidrati Netti: 8 g

INGREDIENTI

- 1 testa di cavolfiore, rotta in piccole cimette
- 1 testa di broccolo, rotta in piccole cimette
- Olio d'oliva per cucinare
- Sale a piacere
- Quattro lattine di tonno (confezionate in olio d'oliva)
- Una manciata di prezzemolo fresco, tritato finemente

ISTRUZIONI

1. Preriscaldare il forno a 200 C
2. Posizionare il cavolfiore e le cimette di broccoli su una teglia da forno e cospargere di olio d'oliva. Cospargere di sale e spremere il succo di 1/4 di limone sulle verdure. Con le mani, strofinare il composto nelle verdure e distribuirlo sulla teglia.
3. Mettete in forno e cuocete per 20 minuti fino a quando le cimette saranno tenere e dorate ai bordi.
4. Lasciate raffreddare le verdure per qualche minuto, poi mettetele in una grande ciotola e saltatele con il prezzemolo

tritato, 1 cucchiaio di olio d'oliva, il succo di 1/4 di limone e sale extra a piacere.

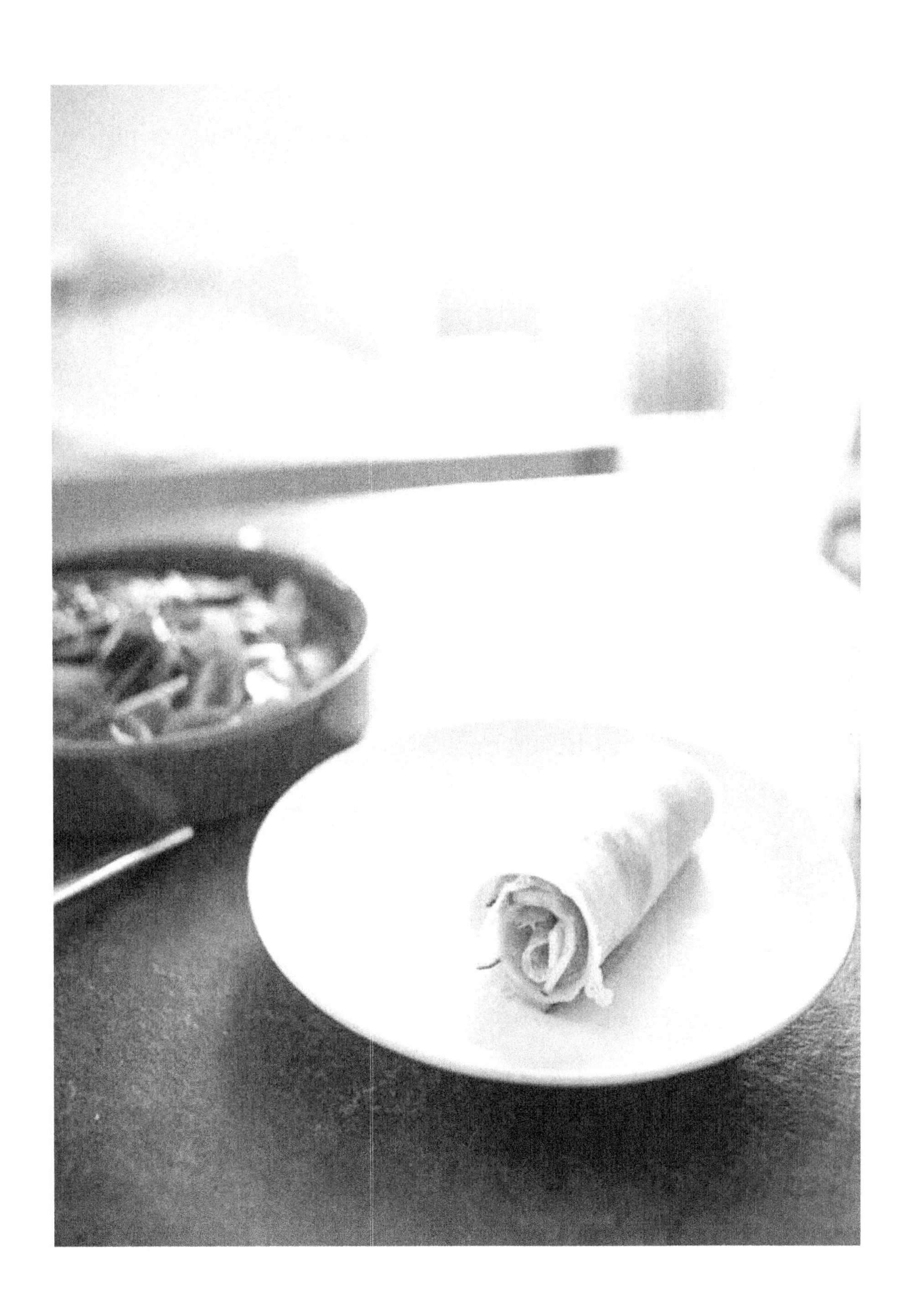

WRAPS DI SALMONE AFFUMICATO

Tempo di preparazione: 5 minuti | Tempo di cottura: 0 minuti
Porzioni: 2 persone | Carboidrati Netti: 2 g

INGREDIENTI

- 4 fette di prosciutto cotto
- 1/2 cetriolo, tagliato a fette sottili
- 100 g di salmone affumicato
- 1 cucchiaio da tavola (15 ml) di crema di cocco
- Insalata verde per accompagnare

ISTRUZIONI

1. Spalmare la crema di cocco su ogni fetta di prosciutto.
2. Mettere le fette di salmone affumicato sopra ogni fetta di prosciutto.
3. Posizionare le fette di cetriolo sottili sopra.
4. Arrotolare l'involucro e metterlo sopra l'insalata verde per servirlo.

PASTA

Ogni ricetta sarà preparata usando le zucchine. Si tagliano le zucchine a julienne per ottenere filamenti simili a spaghetti. In questo modo, l'apporto di carboidrati sarà ottimizzato al massimo, in alternativa potete utilizzare i classici spaghetti. In questo modo, i carboidrati netti per ogni ricetta aumentano di circa 5 grammi. Buona preparazione!

SPAGHETTI AL POLLO SALTATI IN PADELLA

Tempo di preparazione: 10 minuti | Tempo di cottura: 10 minuti
Porzioni: 2 persone | Carboidrati Netti: 7 g

INGREDIENTI

- 2 petti di pollo, tagliati a dadini
- 2 uova piccole, sbattute
- 1/4 di cucchiaino di sale
- Un pizzico di pepe nero
- 2 cucchiaini di aglio in polvere
- 14 pomodori ciliegia, tagliati in quarti
- 30 foglie di basilico
- Olio d'oliva per cucinare
- Altro sale e pepe a piacere
- 1 zucchina, sbucciata e tagliata alla julienne (o spaghetti)

ISTRUZIONI

1. In una ciotola, mescolate insieme l'uovo sbattuto, il sale, il pepe, e l'aglio.
2. Mettete i pezzi di pollo tagliati a dadini nella miscela di uova e assicuratevi che il pollo sia ben coperto dalla miscela.
3. Mettere 2 cucchiai di olio d'oliva in una padella e far saltare i pezzi di pollo ricoperti con il composto di uova fino a quando sono completamente cotti.
4. Aggiungere i pomodori ciliegia tagliati in quarti e le foglie di basilico fresco. Saltare per altri 2-3 minuti.
5. Preparare i noodles di zucchine sbucciando una zucchina e poi usando l'accessorio per sminuzzarla o usando un pelapatate per creare fili o brandelli simili alla pasta.
6. Dividere le tagliatelle di zucchine in due e metterle nei piatti. Aggiungere il pollo saltato.

SPAGHETTI ALLA ZUPPA DI POLLO

Tempo di preparazione: 15 minuti | Tempo di cottura: 15 minuti
Porzioni: 2 persone | Carboidrati Netti: 6 g

INGREDIENTI

- 720 ml di brodo di pollo
- 1 petto di pollo, tagliato in piccoli pezzi (circa 240g)
- 2 cucchiai di olio d'oliva
- 1 gambo di sedano, tritato (circa 57g)
- 1 cipolla verde, tritata (circa 10g)
- 15g di cilantro, tritato finemente
- 1 zucchina, tagliate a julienne (o spaghetti)
- Sale a piacere.

ISTRUZIONI

1. Tagliare a dadini il petto di pollo.
2. Aggiungere l'olio di oliva in una pentola e soffriggere il pollo tagliato a dadini fino a quando non è cotto.
3. Aggiungere il brodo di pollo nella stessa pentola e continuare a cuocere a fuoco lento.
4. Tritare il sedano e aggiungerlo nella padella.
5. Tritare le cipolle verdi e aggiungerle nella padella.
6. Tritare il coriandolo e metterlo da parte per il momento.
7. Creare i noodles di zucchine - ho usato un pelapatate per creare dei fili lunghi, ma altre opzioni includono l'uso di uno

spiralizzatore o di un robot da cucina con l'accessorio per sminuzzare.

8. Aggiungere gli spaghetti di zucchine e il coriandolo alla pentola.

Cuocere a fuoco lento per qualche altro minuto, aggiungere sale a piacere e servire immediatamente.

SPAGHETTI AL SALMONE

Tempo di preparazione: 5 minuti | Tempo di cottura: 5 minuti
Porzioni: 2 persone | Carboidrati Netti: 4 g

INGREDIENTI

- 2 cucchiai di olio d'oliva, per cucinare
- 2 etti di salmone affumicato, tagliato a dadini
- 2 zucchine, tagliate a spirale o usate un pelapatate per fare dei lunghi fili tipo noodle (o spaghetti)
- 60 ml di maionese

ISTRUZIONI

1. In una padella, far sciogliere l'olio d'oliva a fuoco medio-alto. Aggiungere il salmone affumicato e soffriggere fino a quando è leggermente rosolato, circa 2 o 3 minuti.
2. Aggiungere le zucchine "noodles" alla padella e soffriggere fino a quando sono morbide, circa 1 o 2 minuti.
3. Aggiungere la maionese alla padella, mescolando bene per miscelare.
4. Dividere la "pasta" tra 2 piatti e servire.

SPAGHETTI AL POMODORO CON POLLO & BASILICO

Tempo di preparazione: 10 minuti | Tempo di cottura: 15 minuti
Porzioni: 2 persone | Carboidrati Netti: 8 g

INGREDIENTI

- 2 petti di pollo a cubetti
- 2 cucchiai di olio d'oliva per la cottura
- 400g di pomodori a cubetti
- 40g di basilico tritato
- 30ml di latte di cocco
- 6 spicchi d'aglio, tritati
- Sale a piacere
- 1 zucchina, tagliuzzata o spiralizzata (per la pasta) o spaghetti

ISTRUZIONI

1. Saltate il pollo tagliato a dadini nell'olio d'oliva fino a quando sarà cotto e leggermente rosolato.
2. Aggiungere i pomodori a cubetti e salarli a piacere. Mettere su un fornello a fuoco lento e cuocere il
3. liquido.

4. Nel frattempo, preparare la pasta. Se si usano le zucchine, usare un pelapatate a julienne o uno spiralizzatore. Se si usano gli spaghetti metterli a bollire.
5. Aggiungere il basilico, l'aglio e il latte di cocco al pollo e cuocere ancora per qualche minuto.
6. Mettete metà della pasta in ogni ciotola e coprite con il pollo cremoso al pomodoro e basilico.

Printed by Amazon Italia Logistica S.r.l.
Torrazza Piemonte (TO), Italy